NOS ENFANTS

QUELQUES CONSEILS SUR L'HYGIÈNE DE L'ENFANCE

ET SUR

LES SOINS A DONNER AUX ENFANTS

AU DÉBUT DE QUELQUES-UNES DE LEURS MALADIES AIGUËS

PAR

Le docteur GUSTAVE MONOD

Officier de la Légion d'honneur
Professeur agrégé de la Faculté de médecine de Paris
Chirurgien honoraire de la Maison municipale de santé, ancien membre du Conseil de surveillance de l'Assistance publique
Membre fondateur de la Société de chirurgie.

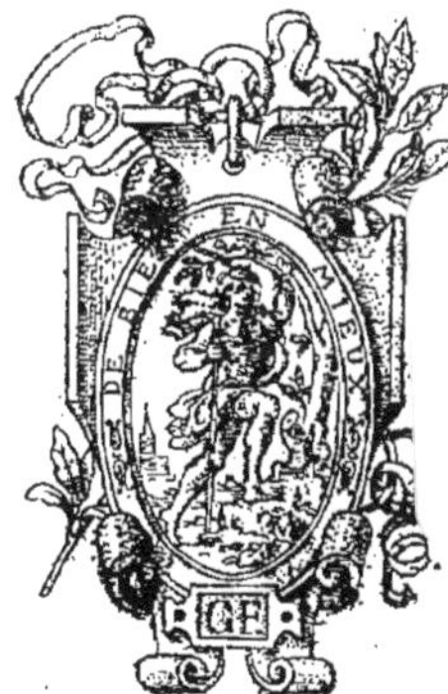

PARIS
G. FISCHBACHER, ÉDITEUR
33, RUE DE SEINE, 33

1882

NOS ENFANTS

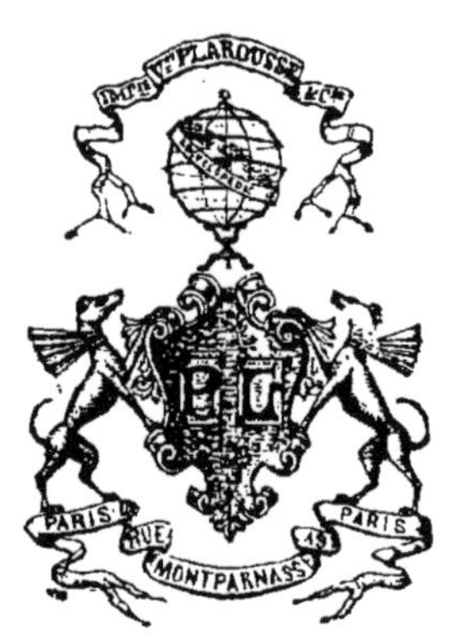
PARIS
RUE
MONTPARNASSE
PARIS

NOS ENFANTS

QUELQUES CONSEILS SUR L'HYGIÈNE DE L'ENFANCE

ET SUR

LES SOINS A DONNER AUX ENFANTS

AU DÉBUT DE QUELQUES-UNES DE LEURS MALADIES AIGUËS

PAR

Le docteur GUSTAVE MONOD
Officier de la Légion d'honneur
Professeur agrégé de la Faculté de médecine de Paris
Chirurgien honoraire de la Maison municipale de santé, ancien membre
du Conseil de surveillance de l'Assistance publique
Membre fondateur de la Société de chirurgie.

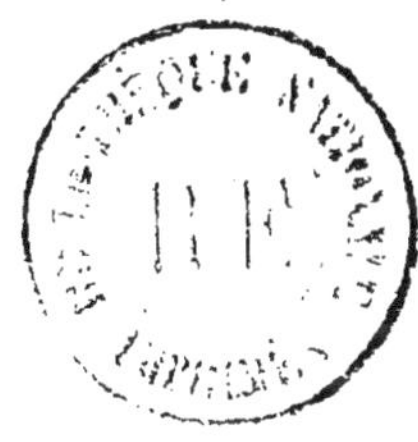

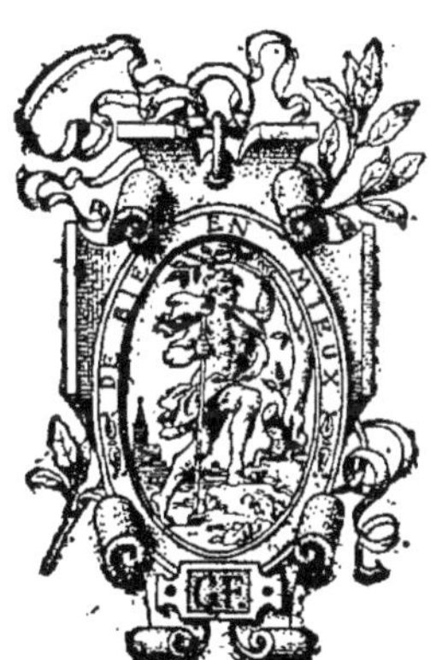

PARIS
G. FISCHBACHER, ÉDITEUR
33, RUE DE SEINE, 33

1882

A Mademoiselle Dumas

PRÉSIDENTE DE L'ŒUVRE PROTESTANTE DE LA PRISON DE SAINT-LAZARE

Son amicale persécution m'a poussé à écrire ce petit livre. Si ces conseils sont utiles aux mères pour élever et soigner leurs enfants, il est juste qu'elles sachent qu'elles en sont redevables à ma vénérable amie.

GUSTAVE MONOD

Paris, 4 octobre 1881.

AVANT-PROPOS.

*Pendant les années (1875-1878) j'ai publié, dans l'*Almanach des Bons Conseils, *de courts articles pratiques sur l'hygiène de l'enfance et sur les premiers soins à donner aux enfants, au début de quelques-unes de leurs maladies aiguës, en l'absence du médecin.*

Plusieurs personnes, et à leur tête mon amie, Mlle Dumas, m'ont sollicité de réunir en un petit Manuel *ces articles qu'il n'était plus possible de se procurer. J'ai vu, dans ces demandes réitérées, l'indication d'un devoir à remplir, et puisque Dieu me laisse, à l'entrée de ma soixante-dix-neuvième année, assez de forces pour travailler encore un peu, je me suis mis à l'œuvre.*

J'ai réuni, modifié et complété ces articles, et suis arrivé à écrire ce petit livre qui contient ce qu'une pratique d'environ cinquante ans m'a appris, tant sur l'éducation physique des enfants, que sur les premiers soins à leur donner s'ils tombent malades.

C'est aux mères françaises, mes chères compatriotes, que j'adresse ces conseils. J'espère qu'ils seront utiles à celles qui comprennent le grand et doux devoir que Dieu leur impose en leur confiant une famille. L'amour maternel seul ne suffit pas pour l'accomplissement de cette tâche; il lui arrive trop souvent de faire fausse route s'il n'est pas éclairé par le bon sens, l'instruction et la piété, en même temps que servi par une volonté ferme et persévérante.

Heureux les enfants dont les mères demandent au Seigneur les forces et les lumières qui leur sont nécessaires pour remplir leur devoir envers leur famille!

Quoique l'amour maternel soit un motif suffisant pour leur faire accepter avec joie leur belle tâche, il est bon que les mères sachent qu'en conservant, par leurs soins dévoués et éclairés, la santé de leurs chers enfants et en les préparant à devenir des citoyens vigoureux et honnêtes, elles contribuent, pour leur part, à remédier au grand fléau qui pèse sur la France, et qui, s'il persiste, amènera inévitablement son abaissement et son appauvrissement. Il est douloureux et humiliant pour les Français de constater que leur beau pays est au bas de l'échelle des peuples civilisés sous le rapport de l'accroissement de la population. La statistique a établi que, dans ces dernières années, ce triste état de choses n'a fait qu'empirer. On a cité un beau village où trente-deux habitants fort à l'aise avaient entre eux tous trente-cinq enfants! — Les faits semblables sont nombreux. — La cause véritable de ce fléau est la crainte qu'éprouvent un grand nombre de pères de famille, plus ou moins riches, d'avoir à élever plusieurs enfants. N'ayant foi ni en Dieu ni en ses promesses, les parents redoutent les souffrances, les soucis, les fatigues, les dépenses que leur occasionnerait une nombreuse famille; ils craignent aussi qu'après leur mort le partage de leur fortune entre beaucoup d'enfants ne laisse à chacun d'eux qu'une part insuffisante.

De là tant de demeures, modestes, aisées, somptueuses, dans lesquelles, selon l'expression d'un orateur chrétien, « il n'y a pas de place pour un berceau. »

Dieu veuille faire comprendre à tous combien ces tristes calculs, dictés par l'avarice, par l'égoïsme et par un amour mal éclairé, sont faux!

Dieu a dit dans sa Parole, qui est et restera toujours la vérité, malgré les impuissantes attaques dont elle est l'objet :

« Voici, les enfants sont un héritage de l'Éternel. Le fruit du mariage est une récompense. Comme les flèches dans la main d'un guerrier, ainsi sont les fils de la jeunesse. Heureux l'homme qui en a rempli son carquois. »

(Psaume CXXXVII, 3-5.)

CONSEILS

SUR L'HYGIÈNE DE L'ENFANCE.

CONSIDÉRATIONS GÉNÉRALES.

Tandis que les animaux, à leur naissance, sont plus ou moins aptes, par le fait de l'instinct dont ils sont doués, à lutter pour leur existence, l'homme nouveau-né est complètement privé de tout moyen de se tirer d'affaire par lui-même et est voué à mourir presque en naissant, si on ne lui vient pas en aide. Cette inaptitude à se suffire à lui-même va en diminuant à mesure que l'intelligence se développe; mais elle se prolonge néanmoins pendant plusieurs années, pendant lesquelles l'enfant a absolument besoin du secours d'autrui. Pour pouvoir se passer de cet appui, il faut que l'enfant atteigne l'époque où l'intelligence suppléera à l'instinct qui lui fait défaut. C'est l'intelligence de ceux à qui le nouveau-né est confié qui doit les guider dans l'éducation de celui-ci, jusqu'au moment où il pourra être abandonné à lui-même.

L'expérience et la science ont peu à peu fait connaître les meilleurs moyens de faire vivre et prospérer l'enfant. Ce sont ces données qui constituent l'hygiène de l'enfance.

Je n'ai pas l'intention d'ajouter un nouveau traité d'hygiène de l'enfance aux nombreux ouvrages qui ont été publiés à ce sujet, mais seulement d'insister sur quelques règles dont une longue pratique médicale m'a démontré l'importance.

Le corps humain peut être comparé à un *manchon*. De même que celui-ci est constitué extérieurement par une fourrure, intérieurement par une étoffe formant un canal dont les deux extrémités sont cousues à la fourrure, enfin par une matière qui remplit l'intervalle existant entre la fourrure et l'étoffe, de même le corps humain est constitué par *la peau* qui en couvre toute la surface extérieure, et par une autre peau intérieure qu'on nomme *membrane muqueuse* soudée à la première à toutes les ouvertures que celle-ci présente : yeux, nez, bouche, etc. C'est dans l'intervalle de ces deux peaux que sont logés tous les rouages dont l'ensemble forme le corps humain et dont quelques-uns se trouvent dans des appendices que présente ce manchon, savoir : la tête et les quatre membres. La peau intérieure, ou membrane muqueuse, tapisse la face interne du canal digestif depuis la bouche jusqu'à l'anus ; celle des voies respiratoires depuis le nez jusqu'aux poumons ; celle enfin des canaux excréteurs des glandes qui s'ouvrent à la surface soit de la peau, soit de la membrane muqueuse.

La santé de l'homme dépend en grande partie de la manière dont fonctionnent ces deux peaux. De ce fait découle l'importance capitale des soins donnés à la peau et à la membrane muqueuse pour la conservation de la santé chez l'enfant. A ces soins il faut ajouter ceux qu'exige la tête.

Pour bien étudier les soins à donner à la peau, à la membrane muqueuse et à la tête, il me paraît utile d'établir trois périodes dans la vie de l'enfant :

1° De la naissance au sevrage ;
2° Du sevrage à la sixième année ;
3° De la sixième année à l'adolescence.

PREMIÈRE PÉRIODE.

DE LA NAISSANCE AU SEVRAGE.

1° DES SOINS A DONNER A LA PEAU.

LAVAGES.

Il faut laver l'enfant, au moment de sa naissance, dans de l'eau tiède sans addition de vin. On le plongera dans un vase assez long et assez large pour que son corps y flotte librement, et assez profond pour qu'il y trempe bien. Une petite baignoire d'enfant remplit bien ces indications (1). Si, comme cela arrive habituellement, la peau est enduite par places d'une

(1) Dans les ménages pauvres, où le médecin ne trouve ni garde ni baignoire, il faut bien qu'il se contente de ce qu'on peut lui fournir pour baigner l'enfant. Au début de ma pratique, j'ai eu à déplorer un fait utile à signaler aux jeunes praticiens. Je venais de délivrer une pauvre femme et demandai de l'eau tiède pour laver l'enfant. On m'apporta une grande

matière blanche qui a la consistance de la graisse et qui ne se dissout pas dans l'eau, il faut, avant de baigner l'enfant, frotter son corps avec de l'huile. Dans le bain, l'enfant sera lavé au moyen d'une éponge fine et chargée de savon. Le meilleur savon pour cet usage est le savon dit médicinal, savon sans parfum, qui se trouve dans toutes les pharmacies. On évitera que l'eau de savon pénètre dans les yeux, qui seront lavés avec soin au moyen d'eau tiède pure. Ce lavage sera fait délicatement et rapidement. Après avoir séché la peau au moyen de serviettes chaudes, on la saupoudrera avec de la poudre d'amidon, de riz non parfumé, ou de lycopode, avant d'habiller l'enfant.

Ce bain sera renouvelé tous les jours dans

marmite en terre pleine d'eau à peine dégourdie. Tout en regrettant que l'eau ne fût pas plus chaude, je plongeai l'enfant dans la marmite sur le fond de laquelle reposa le siège de l'enfant, qui se mit à pousser des cris affreux. En le retirant, je fus aussi surpris qu'affligé de constater que le siège était gravement brûlé. La marmite venait d'être retirée d'un brasier, qui avait rendu le fond du vase brûlant sans avoir encore chauffé l'eau convenablement.

la matinée avant de nourrir l'enfant; sa durée sera de 5 à 6 minutes; sa température sera celle d'un bain tiède ordinaire (trente degrés centigrades environ) facile à apprécier à la main, ou mieux encore au moyen d'un thermomètre. Après les deux premiers mois, la température du bain sera graduellement abaissée à douze ou quinze degrés centigrades. Il faut savonner la tête et le corps de l'enfant, avant de le plonger dans le bain. Au sortir du bain, après avoir essuyé l'enfant, il est utile de le laisser remuer ses membres pendant quelques minutes, qui seront employées à le frictionner légèrement. Cette friction, qui a pour but d'exciter la peau, sera faite pendant les deux premiers mois avec de la flanelle, et plus tard avec une serviette éponge ou un gant turc. Outre ce bain quotidien, il faut laver et poudrer l'enfant avec grand soin toutes les fois qu'il se sera sali. Si le siège devenait rouge, on mettrait sur la couche de la poudre en quantité suffisante pour que le siège ne touche pas la toile. Les corps gras, tels que l'huile, le cérat, la pommade de concombre, dont, en pareil cas, on enduit souvent le siège, sont nuisibles.

C'est vers l'âge de cinq mois environ, suivant la force de l'enfant et suivant la saison, qu'on doit être arrivé, par l'abaissement graduel de la température de l'eau, à supprimer l'usage du bain tiède. L'enfant, après avoir été savonné, sera lavé d'eau froide dont la température ne sera pas au-dessous de douze à quinze degrés. L'enfant sera assis dans une baignoire ou un baquet à moitié plein, où il s'ébattra pendant qu'on épongera à grande eau sa tête et ses épaules.

HABILLEMENT.

S'il est nécessaire de tenir la peau du nouveau-né très propre, il l'est aussi de la maintenir à une température convenable et de l'abriter contre tout ce qui pourrait la blesser. C'est le but qu'on doit atteindre en habillant les petits enfants. Cet habillement doit varier suivant le climat : nul ou presque nul dans les pays très chauds, il est adapté, dans la zone tempérée (la seule que j'aie ici en vue), au degré de chaleur qui règne à l'époque où est né l'enfant; enfin, dans les pays froids, il est nécessaire de vêtir l'enfant très chaudement.

L'habillement de l'enfant doit être à la fois léger, chaud, et assez lâche pour qu'aucune partie du corps ne soit serrée. L'habillement anglais remplit bien ces conditions et est préférable au maillot. Cependant celui-ci, étant moins dispendieux, plus facile à appliquer et plus chaud, sera préféré par la plupart des mères françaises. Elles diminueront beaucoup les inconvénients du maillot en ayant soin de ne pas serrer leurs enfants dans les langes et en les laissant souvent libres de remuer leurs membres, si la température le permet. Il suffira, pour cela, de défaire le maillot (1).

Il faut soutenir le ventre et les reins de

(1) Il y a des provinces où les mères, obligées de se débarrasser de leurs enfants pour travailler, les attachent, après les

l'enfant au moyen d'une bande de flanelle assez large pour couvrir tout le ventre, et assez longue pour faire deux fois le tour du corps.

L'usage de cette bande, infiniment préférable à ces petites ceintures de toile dont on entoure habituellement le ventre du nouveau-né, sera continué pendant les deux premiers mois et devra être prolongé s'il y avait tendance à la formation d'une hernie ombilicale, ou si l'enfant est sujet à crier ou à tousser.

Quant à la tête, on a reconnu l'avantage qu'il y a à la tenir fraîche. Si l'enfant peut être maintenu dans de bonnes conditions de température, il ne faut pas lui couvrir la tête; mais s'il est exposé à prendre froid, il est prudent de le coiffer d'un simple bonnet de

avoir emmaillotés, dans des petits berceaux ou des paniers, où ils ne peuvent faire aucun mouvement. La mère d'un homme qui a tenu une des premières places au barreau et à la tribune de la Chambre des députés sous le règne de Louis-Philippe, m'a raconté qu'elle avait élevé son fils à la campagne pendant sa première enfance, et que lorsqu'elle était obligée de sortir pour travailler aux champs, elle ficelait son enfant dans une bourriche et suspendait le panier à la muraille, assez haut pour que les animaux ne pussent pas y atteindre. Espérons que ces supplices ne sont plus infligés aux enfants.

toile. Il ne faut pas y joindre une calotte de flanelle qui, en tenant la tête trop chaude, rend l'enfant plus susceptible de s'enrhumer du cerveau.

2° DES SOINS A DONNER A LA MEMBRANE MUQUEUSE.

C'est par le canal digestif et par l'appareil respiratoire que l'enfant reçoit les éléments nécessaires à la vie et au parfait développement de l'être.

Il est donc nécessaire que le canal digestif et surtout l'estomac et les intestins soient en bon état et ne reçoivent que des aliments propres à faire prospérer l'enfant, sans porter atteinte à l'intégrité de ces organes.

Il n'importe pas moins que l'appareil respiratoire, qui reçoit et expulse l'air destiné à être mis en contact, dans la profondeur des poumons, avec le sang qu'il vivifie, fonctionne librement. L'air lui-même doit être abondant et pur; il ne devra contenir aucun principe capable soit de vicier le sang, soit de troubler le jeu de l'appareil respiratoire.

Examinons comment on pourra remplir ces conditions par les soins donnés au ventre et à la poitrine de l'enfant.

DES SOINS A DONNER AU VENTRE.

DE L'ALIMENTATION DE L'ENFANT.

L'enfant naissant peut être nourri, soit avec le lait de sa mère, soit avec le lait d'une nourrice, soit enfin avec le lait de certains animaux au moyen du biberon.

DE L'ALLAITEMENT.

En principe, la mère doit nourrir son enfant ; c'est un devoir, et en même temps un privilège pour elle. La mortalité des enfants nouveau-nés serait considérablement diminuée s'ils étaient nourris par leurs mères. Malheureusement, une foule de circonstances, dans le détail desquelles je ne puis entrer ici, peuvent empêcher la mère de remplir ce devoir, et l'enfant devra alors être confié à une nourrice ou élevé au biberon.

Si une femme enceinte pour la première fois a l'intention de nourrir son enfant, elle s'épargnera bien des difficultés, et souvent bien des souffrances, en préparant et fortifiant ses mamelons pendant les derniers mois de sa grossesse, pour que l'enfant puisse les saisir facilement avec sa bouche dès le premier jour. Dans l'état normal, les mamelons doivent devenir saillants dans les derniers temps de la grossesse; mais la pression exercée sur eux par les vêtements, et souvent une mauvaise conformation, s'opposent à ce développement régulier. C'est pourquoi la femme grosse fera bien de préserver, pendant les trois derniers mois de sa grossesse, les mamelons contre toute pression, au moyen de bouts de sein en buis ou en gomme élastique résistante. Si ce moyen ne suffisait pas pour obtenir la saillie des mamelons, elle y joindrait la succion de ceux-ci opérée au moyen de la ventouse dont se servent les nourrices pour dégorger leurs seins. Cette succion sera répétée tous les jours avant d'appliquer les bouts de seins. En même temps, la femme bassinera soir et matin ses mamelons avec de l'eau-de-vie coupée de moitié d'eau. Au moyen de cette *éducation* des mamelons, la mère sera presque sûre d'éviter les difficultés, les fatigues et les souffrances qui accompagnent si souvent le début d'une première nourriture et obligent la pauvre femme à se priver du bonheur de nourrir son enfant. Les gerçures et les abcès du pourtour du mamelon, qui sont la source de tant de souffrances, sont dus presque toujours à la négligence de ces précautions préliminaires.

De ce que l'enfant aura bien pris le sein dès le début, il ne faut pas que la mère conclue qu'elle n'a plus de précautions à prendre. Chaque fois que l'enfant aura teté, elle devra, pendant le premier mois au moins, bassiner le mamelon avec le mélange d'eau et d'eau-de-vie indiqué ci-dessus et le couvrir avec un bout de sein. Le meilleur bout de sein, pendant l'allaitement, est le bout de sein en cire fabriqué par M. Lüer (1), d'après un modèle fourni par moi. Ceux que livrent les ciriers sont beaucoup trop fragiles.

Tous ces soins sont inutiles pour les femmes qui ont pris l'habitude de nourrir et dont les mamelons sont bien conformés.

La mère qui veut nourrir son enfant doit lui présenter le sein quelques heures après sa naissance. Par un heureux hasard,—disent les matérialistes qui sont assez naïfs pour croire que notre monde s'est fait et perfectionné tout seul; — par une admirable dispensation de la Providence,—disent ceux qui savent que tout dans ce monde a été créé et réglé par la science et la bonté de Dieu,—l'enfant puisera tout d'abord dans le sein de sa mère, non du lait, mais une liqueur purgative nécessaire pour expulser de son intestin une matière noirâtre qui le remplit et s'oppose à la digestion. Aussi faut-il, si l'enfant n'est pas nourri par sa mère, suppléer à cette purgation naturelle en lui faisant prendre une demi-cuillerée

(1) Rue Antoine-Dubois, 6, Paris.

à café d'huile de ricin. Les coliques si fréquentes chez les nouveau-nés qui ne sont pas nourris par leur mère tiennent à ce qu'on s'est trop hâté de les alimenter. C'est au bout de quarante-huit heures, quelquefois plus tard, que le lait commence à être produit par le sein de la mère ; et c'est au bout de deux jours qu'on doit commencer à nourrir l'enfant, qu'il ait une nourrice ou qu'il soit élevé au biberon ; jusqu'à ce moment, de l'eau sucrée tiède lui suffit. Cependant, si l'huile de ricin a produit des évacuations abondantes et si l'enfant n'est pas tranquille, on peut, le lendemain de sa naissance, lui permettre de teter un peu sa nourrice, ou lui donner un peu de lait coupé avec moitié d'eau.

Que l'enfant soit élevé au sein ou au biberon, il est bon de l'habituer aussitôt que possible à n'être nourri que toutes les deux heures dans la journée, et à ne rien prendre la nuit, pendant six heures environ. C'est une habitude excellente pour la nourrice et pour l'enfant, habitude qu'il est généralement facile de faire contracter à celui-ci, s'il est bien portant et si on s'applique à la lui inculquer dix à quinze jours après sa naissance. Il est vrai qu'il faut avoir le courage, pendant les premiers jours de cette éducation, de laisser l'enfant crier sans l'enlever du berceau le soir, s'il a été suffisamment nourri. Au bout de peu de jours, il comprendra l'inutilité de ses cris et dormira la nuit.

DE LA NOURRITURE AU BIBERON.

A défaut du lait maternel ou de celui d'une nourrice, il faut recourir au lait de certains animaux pour nourrir l'enfant nouveau-né (1). Le lait d'une vache, d'une chèvre ou d'une ânesse saine et qui ait récemment mis bas, est celui qui convient le mieux. On fera bien de

(1) Il peut y avoir à cette règle de rares exceptions, causées par l'état maladif de l'enfant. J'ai soigné un enfant qui ne pouvait digérer aucune espèce de lait et était près de mourir. Il a été sauvé par l'usage de la viande crue et du vin de Bordeaux pendant plusieurs mois. Il était devenu un garçon vigoureux lorsque je l'ai perdu de vue à l'âge de quinze ans.

donner tous les jours à la bête une forte poignée de sel gris mêlé au fourrage. Ce lait sera coupé de moitié, puis d'un tiers, puis d'un quart d'eau et, vers l'âge de six mois, sera donné pur. Ce n'est guère qu'à la campagne qu'on peut obtenir du lait dans ces conditions ; aussi est-ce surtout à la campagne que la nourriture au biberon réussit, si l'enfant est confié à une personne dévouée et expérimentée dans ce mode de nourriture, qui exige beaucoup plus de soins que l'allaitement. Un enfant bien portant, placé dans ces conditions, se trouve généralement bien de la nourriture au biberon, et on comprend que beaucoup de mères s'en tiennent à ce mode d'alimentation plutôt que de s'imposer les ennuis, les dépenses, les soucis, et parfois les dangers d'une nourrice.

Dans les villes, l'élevage au biberon est plus difficile qu'à la campagne, tant parce que l'enfant est placé dans un milieu moins sain, que parce qu'il est difficile de se procurer de bon lait. Cependant, grâce aux perfectionnements apportés à la production du lait dans le voisinage des villes et à sa translation dans les ménages, cette difficulté est en grande partie levée, et, si on ne regarde pas au prix, on peut avoir de bon lait dans les grandes villes de France.

D'ailleurs, l'enfant élevé au biberon doit être mis, dès le troisième ou quatrième mois, à l'usage des soupes. La bouillie de nos grand'-mères, préparée avec la fleur de farine *séchée au four*, réussit bien. A défaut de bon lait, il faut avoir recours à l'un des nombreux aliments qui ont été préconisés pour le remplacer. Mon expérience m'a conduit à donner la préférence au plus simple, savoir : la farine d'avoine préparée par le procédé de M. de Rameru, et qui se débite sous le nom de : *Fleur d'avénaline* (1). Le gruau d'avoine, fort estimé comme aliment pour les adultes autant que pour les enfants, en Suisse, en Écosse, en Angleterre, etc., n'est pas assez apprécié en France, où l'on est encore généralement porté à croire que l'avoine doit être réservée aux chevaux et

(1) Chez M. Breton, droguiste, 8, rue Payenne, Paris.

à la volaille. Un obstacle à l'usage du gruau d'avoine est la nécessité d'une cuisson prolongée. Cet obstacle a été levé par la découverte de M. de Rameru : il a converti le gruau en une farine qui n'exige pas plus de huit minutes de cuisson pour faire un potage dont les enfants sont très friands et qui les nourrit parfaitement. On arrive bien vite à substituer deux à trois fois par jour ce potage au biberon, et à diminuer notablement la nourriture purement lactée. La fleur d'avénaline, suffisamment délayée, peut être administrée au moyen du biberon dans les premiers temps.

Il y a peu de mères assez bonnes nourrices pour pouvoir, après les premiers mois, alimenter leur bébé uniquement avec leur lait. Elles devront y associer l'usage du biberon et feront bien, en vue de cette nécessité, d'habituer leur nourrisson, dès les premiers jours, à boire de l'eau sucrée au moyen du biberon, afin que, le moment venu, elles puissent facilement associer à l'allaitement l'usage de la fleur d'avénaline. Elles commenceront par donner le biberon une fois par jour, puis plus souvent si l'enfant s'en trouve bien et si le besoin s'en fait sentir, soit pour elles-mêmes, soit pour leur nourrisson. Elles peuvent faire usage des potages vers le quatrième mois.

On a inventé une multitude de biberons. L'un des plus commodes consiste en une fiole aplatie qu'on peut glisser entre le matelas et le bord du berceau, et qui est mise en communication avec l'embouchure au moyen d'un tube de caoutchouc passant au travers du bouchon de la fiole et plongeant dans le fond de celle-ci. L'enfant étant couché sur le côté dans son berceau, on introduit la partie saillante du biberon dans sa bouche, et il s'endort en tetant comme au sein d'une nourrice. Il apprend assez vite à saisir son biberon s'il s'échappe de sa bouche, et à l'y introduire de nouveau.

Quel que soit le biberon qu'on emploie, il faut veiller à ce qu'il soit maintenu parfaitement propre. Ce soin très important est souvent négligé. Dernièrement, un examen minutieux des biberons employés pour des enfants confiés à l'administration de l'Assistance publique, a prouvé qu'un grand nombre de ces appareils contenaient beaucoup de ces animaux microscopiques qui sont la cause de la fermentation et de la pourriture; de là résultait une grave altération du lait absorbé par les enfants. C'est à l'aide de l'eau presque bouillante, souvent employée, qu'on entretient la propreté des biberons.

DE L'ALIMENTATION DE L'ENFANT PENDANT LES DERNIERS MOIS PRÉCÉDANT LE SEVRAGE.

Que l'enfant soit élevé au sein ou au biberon, il n'est pas bon que la nourriture lactée, même associée à l'usage de la fleur d'avénaline, soit prolongée au delà des six premiers mois. C'est à cet âge qu'un enfant bien portant doit joindre à l'usage du lait celui du bouillon, sous forme de potages préparés avec de la croûte de pain, de la semoule, de l'arrow-root, etc. Plus tard, on lui donnera des œufs, du jus de viande, des légumes, préparant ainsi l'enfant au sevrage définitif. Les enfants nourris ainsi sont souvent moins gras que ceux qui sont exclusivement soumis à l'usage du lait de leurs nourrices et dont celles-ci sont si fières, mais la surabondance de graisse est avantageusement rachetée chez les premiers par la vigueur musculaire et l'éclat de la santé.

DES SOINS A DONNER A LA POITRINE.

Ces soins, aussi importants que ceux qui concernent l'alimentation, consistent à mettre l'enfant à même de respirer librement un air aussi pur que possible.

La première condition sera remplie si l'enfant est vêtu comme nous l'avons indiqué plus haut, de manière que rien ne gêne les mouvements de la poitrine; et si, de plus, on a soin de le porter et de le coucher de manière que, autant que faire se peut, ses mouvements restent libres. Les mères et les bonnes, oubliant trop souvent que, pendant les premiers mois, la colonne vertébrale et les muscles du tronc de l'enfant sont trop faibles pour qu'il puisse être assis, le portent dans cette position sur leur bras. L'enfant ainsi tenu se courbe nécessairement en avant; les mouvements de la poitrine sont gênés et la colonne vertébrale prend une direction vicieuse. Il faut que, pendant les premiers mois, l'enfant soit toujours plus ou moins couché sur le bras qui le porte. La position horizontale étant la meilleure à cet âge, on devra faire prendre à l'enfant l'habitude de rester souvent étendu sur le dos, soit dans son berceau, soit sur les genoux ou sur le plancher, libre de toute entrave, de manière qu'il puisse remuer ses membres à sa guise. Les cris ayant pour effet de dilater sa poitrine et de produire de fortes inspirations, il ne faut pas craindre de le laisser se livrer à cet exercice salutaire; on ne doit pas se hâter de l'en priver dès qu'il fait entendre une plainte, si cette plainte n'est motivée que par l'impatience de changer de position. Les bébés nés dans un milieu où ils n'ont pas constamment à leur service une personne esclave de leurs caprices ont peut-être trop souvent l'occasion d'exercer leurs poumons et leurs muscles respiratoires; mais les bébés qui se font obéir au moindre cri sont, par ce fait même, privés de cette gymnastique de la poitrine qui est certainement utile. Que les mères se pénètrent de cette vérité et craignent de nuire à leurs enfants par une tendresse mal éclairée; qu'elles se souviennent aussi que l'éducation doit commencer presque dès la naissance, et qu'elles ne doivent pas céder aux caprices même d'un bébé.

Pour remplir la seconde condition, on devra veiller à ce que l'air de la chambre habitée par l'enfant soit maintenu aussi pur que possible; on y arrivera en ne laissant pas séjourner dans cette chambre les objets qui pourraient vicier l'air, et en renouvelant souvent celui-ci. La température de la chambre sera modérée; il y a plus d'inconvénient pour l'enfant à habiter une pièce trop chaude qu'une pièce trop fraîche. Il faut aussi, dès la fin de la première semaine, l'habituer à respirer l'air libre au moyen d'une promenade dont la durée doit varier d'après la température, l'état du ciel, etc. C'est à tort qu'on a blâmé l'usage des petites voitures dans lesquelles l'enfant est couché pour être promené. Il est certain qu'il vaut mieux pour lui être couché dans sa voiture que porté sur un bras pendant une couple d'heures.

3° DES SOINS A DONNER A LA TÊTE

En parlant de l'habillement, j'ai indiqué ce qu'il y a à faire sous ce rapport pour la tête. Je crois inutile de combattre l'absurde préjugé en vertu duquel on laissait autrefois s'accumuler la crasse sur la tête des enfants, de manière à former une calotte aussi dégoûtante que préjudiciable à la santé.

Tenir la tête des bébés fraîche et propre, par les moyens indiqués plus haut, ne constitue pas la totalité des soins à y donner. Il faut encore, dès la naissance, surveiller et diriger le développement du cerveau, de manière à éviter tout ce qui pourrait troubler ses fonctions. Dans ce but, on doit éviter d'impressionner vivement et brusquement la vue du bébé par une lumière éclatante et subite ; ou son ouïe par des bruits forts et discordants, notamment par ces chants criards au moyen desquels on espère dominer les cris de l'enfant et le faire taire. L'enfant doit être traité avec ménagements sous tous les rapports : que vous parliez ou que vous chantiez auprès de lui, faites-le d'une voix douce, et ne lui laissez entendre qu'une musique qui soit mélodieuse. Quand il commencera à donner des signes d'intelligence, tenez-vous en garde contre le désir bien naturel de voir ces signes se multiplier, et ne surexcitez pas ce jeune cerveau si délicat. Ne perdez pas de vue cette vérité, que le cerveau d'un bébé travaille très activement, et que ce travail doit être plutôt enrayé que stimulé pour éviter les accidents cérébraux si fréquents à cette époque de la vie.

4° DU SEVRAGE.

Depuis les temps anciens jusqu'à nos jours, les peuples et les médecins ont varié dans leur opinion sur l'âge auquel il convient de sevrer les enfants. Il y a lieu de croire que les Hébreux l'avaient fixé à trois ans. Galien indique aussi cette limite. De nos jours, Trousseau a conseillé d'attendre la sortie des dents canines, c'est-à-dire l'âge de dix-huit mois à deux ans.

Il y a, dans cet allaitement prolongé, une exagération nuisible à l'enfant qui, préférant teter, ne prend pas en quantité suffisante les aliments plus solides qui lui sont nécessaires pour son développement régulier. Aussi a-t-on observé que les enfants soumis à cette alimentation vicieuse sont disposés à devenir scrofuleux et rachitiques. Chez nous, et dans des conditions normales, c'est à l'âge d'un an environ que l'enfant doit être sevré.

S'il a été habitué, comme je l'ai conseillé plus haut, à prendre des aliments autres que le lait, le sevrage sera facile. Que de fois on a objecté au conseil que je donnais de sevrer un enfant, que celui-ci ne dormait presque pas la nuit, étant constamment pendu au sein ! Je répondais que ce fait, loin d'être une objection, était au contraire un motif pour sevrer cet enfant. En effet, l'enfant, dans ce cas, est réveillé par le désir de teter; s'il est séparé le soir de sa mère ou de sa nourrice, et mis au régime de l'eau claire, il est bien rare que, dès la deuxième ou troisième nuit, il n'ait un sommeil paisible et prolongé, ne trouvant plus qu'il vaille la peine de se réveiller pour si peu de chose. Il va sans dire qu'il faut que l'enfant ait pris une bonne soupe avant d'être mis au lit. Il y a même beaucoup d'enfants qui peuvent, avec grand avantage pour eux, être sevrés dès le dixième mois.

A moins de circonstances particulières, il

est bon de ne pas sevrer l'enfant brusquement. Le sevrage progressif, qui consiste à augmenter peu à peu l'alimentation en même temps qu'on diminue l'allaitement, vaut mieux pour l'enfant et pour sa nourrice; il permet de surveiller la santé du nourrisson et de lui rendre le sein, si on le juge nécessaire. La nourrice trouve, dans cette manière de faire, l'avantage d'être moins exposée aux engorgements du sein après le sevrage définitif.

5° DU PESAGE.

Le plus sûr moyen de s'assurer pendant cette première période que l'enfant se porte bien et qu'il est suffisamment nourri, est le pesage régulier.

Après avoir constaté le poids de naissance, il faut renouveler la pesée tous les huit jours, pendant les cinq à six premiers mois, puis à des intervalles moins rapprochés. Ce pesage doit être fait après que l'enfant a été à la selle et avant qu'il ait été nourri.

Des expériences multipliées ont permis d'établir les règles suivantes relativement à la progression du poids de l'enfant bien portant.

L'enfant perd pendant les deux premiers jours 100 grammes. Le poids de naissance est repris du quatrième au septième jour. A partir du septième jour, le poids doit augmenter de 20 à 25 grammes par jour pendant quatre mois, et de 10 à 15 grammes pendant les six mois suivants. Un enfant pesant 3 kilogrammes 250 grammes à la naissance doit peser 9 kilogrammes à un an.

Si au moyen de ces pesées, dont on a soin de tenir note exacte, on découvre que l'enfant ne suit pas la progression indiquée ci-dessus, il faudra en conclure que l'enfant a été mal nourri, ou qu'il est menacé de tomber malade, quand même il aurait bonne mine; l'on pourra alors, bien souvent, prévenir l'éclosion du mal (1).

(1) Pour tenir note des pesées, comme de tout ce qui concerne la santé, le développement et les maladies de leurs enfants, les mères devraient être munies des carnets que M. le professeur Fonssagrives a eu l'heureuse idée de publier sous le titre de *Livret maternel;* chez C. Delagrave et Cie, 15, rue Soufflot. — Prix : 1 fr. 25. Au moyen de quelques notes écrites de loin en loin, il est facile de tenir à jour ce petit registre de la vie physique des enfants pendant les premières années. Ce registre fournira plus tard de précieuses indications aux parents et au médecin chargé de soigner l'enfant. Celui-ci même, devenu homme, puisera dans ce registre des renseignements très utiles. Je ne puis trop recommander aux mères la tenue de ce Livret maternel.

SECONDE PÉRIODE.

DU SEVRAGE A LA SIXIÈME ANNÉE.

Dans cette seconde période comme dans la première, la santé de l'enfant dépend en bonne partie de la manière dont sont entretenues les fonctions de la peau et de la membrane muqueuse. Nous aurons donc à étudier, comme pour la première période de la vie, les soins que réclame la peau, et ceux qu'il convient de donner à la membrane muqueuse, c'est-à-dire au ventre et à la poitrine. Nous terminerons par quelques mots sur ce qu'on pourrait appeler l'hygiène cérébrale.

1° DES SOINS A DONNER A LA PEAU.

Si le bébé doit être tenu très proprement, il doit en être de même pour l'enfant plus âgé.

Je pourrais m'en tenir à poser ce principe hygiénique, mais la propreté est, à tout âge, si indispensable à la santé, que je crois devoir entrer dans quelques considérations de nature à en démontrer la nécessité, avant d'étudier ce qu'il convient de faire à cet égard pour les enfants.

La peau est non seulement une enveloppe recueillant les impressions de sensibilité, de tact et de température, mais elle est aussi très activement occupée à créer divers produits.

Tout d'abord elle sécrète l'*épiderme*, sorte de vernis ou de lame cornée qui sert d'enveloppe préservatrice aux couches plus profondes et qui est percée d'un nombre immense d'ouvertures destinées à donner passage aux sécrétions solides, liquides et gazeuses de la peau.

La peau sépare d'avec le sang des produits dont les uns sont destinés à être expulsés et dont les autres ont un rôle important à remplir. C'est ainsi qu'elle fournit : 1° la sueur ; 2° une matière grasse destinée à lubrifier l'épiderme et les poils ; 3° les cheveux, les poils et les ongles. Enfin la peau est le siège d'une véritable respiration qui complète celle des poumons et contribue ainsi à rendre au sang les qualités nécessaires à la santé et à la vie. — Chez un adulte, la peau donne issue en vingt-quatre heures à environ un kilogramme d'eau sous forme de vapeur invisible. Lorsque cette exhalation devient surabondante, la vapeur se condense et forme la sueur. Celle-ci entraîne, avec l'eau qui vient perler à la surface du corps, des matières diverses, entre autres des sels qui forment un résidu sur la peau après l'évaporation de la sueur. — Il y a des animaux chez lesquels la respiration par la peau semble plus nécessaire que la respiration par les poumons.

Si on couvrait la peau de l'homme d'un enduit imperméable, il en résulterait un trouble bientôt mortel dans la santé.

Or, la malpropreté a pour résultat de produire sur la peau un enduit de ce genre. Il se forme peu à peu, à la surface du corps, une couche constituée par le résidu de la sueur, la matière grasse désignée plus haut, les débris de l'épiderme, enfin les poussières que l'air extérieur et les vêtements y ajoutent incessamment. Cette couche dont le linge porte des traces au bout de quelques heures, même chez les personnes les plus propres, finit par obstruer les millions de petites bouches appelées pores, qui devaient servir à la respiration de la peau; d'où des malaises divers, des maladies cutanées, un accroissement maladif d'activité imposé à d'autres organes et, par suite, une altération plus ou moins profonde de la santé.

Ce mauvais état de la peau n'est, hélas! que trop commun. Or, la malpropreté est une cause de dépérissement de la race humaine, qui exerce peut-être plus de ravages que la guerre et les épidémies. La négligence de la peau est sans doute plus marquée parmi les personnes vouées à un travail manuel; mais elle se retrouve aussi dans les classes plus élevées et qui n'ont pas la même excuse. Nous ne sommes plus, il est vrai, au temps où un prince trouvait tout naturel que sa tête poudrée logeât de la vermine, et où un marquis demandait ingénument pourquoi on ne se lavait pas les pieds, aussi bien que la figure et les mains. Mais si nous sommes plus propres qu'on ne l'était au siècle dernier, il faut cependant reconnaître qu'il y a encore bien des progrès à faire sous le rapport des soins à donner à la peau.

Le fait suivant prouve à quel degré peut être portée la malpropreté : Un individu fut apporté, il y a quelques années, dans un hôpital de Paris, en proie à des accidents cérébraux très graves. Une de ses oreilles était remplie de larves de mouches, dites asticots, fort actives. Ce malheureux ne tarda pas à succomber et, à l'ouverture du crâne, on constata que ces larves s'étaient frayé un chemin jusque dans le cerveau par les ouvertures du crâne destinées à donner passage aux vaisseaux et aux nerfs. Il est probable que pendant le sommeil de cet homme en état d'ivresse, une mouche trouvant dans son oreille le fumier convenable pour l'éclosion de ses œufs, les y avait déposés.

Que faut-il pour remédier à un mal qui peut avoir de telles conséquences? Un peu d'eau et de la bonne volonté, comme le dit M. Max Simon. L'eau ne manque pas, en général; c'est la bonne volonté qui fait défaut. La répugnance pour la sensation de l'eau froide, la paresse, et l'ignorance des dangers que fait courir la malpropreté, rendent raison de ce triste état de choses.

Hufeland a dit avec raison que la propreté est une des conditions essentielles de la prolongation de la vie. Mais elle est aussi une condition de dignité pour l'homme. Cette *chasteté du corps*, comme l'appelle Bacon, relève l'âme aux yeux de celui qui prend un soin judicieux de sa peau et est, dans une certaine mesure, gardienne de la pureté des mœurs. Conservatrice de la beauté, quand celle-ci existe, elle peut presque y suppléer chez les personnes qui en sont privées.

Il résulte de ces considérations que la propreté est une condition indispensable de la bonne santé de l'enfant à l'époque de son développement. Passons en revue les divers moyens propres à entretenir les fonctions de la peau de l'enfant.

DES ABLUTIONS D'EAU FROIDE.

Si, comme je l'ai conseillé plus haut, l'enfant a été habitué graduellement, pendant la première période de sa vie, au contact de l'eau à la température de 12 à 15 degrés centigrades, il ne craindra plus le lavage à l'eau fraîche. Une fois cette précieuse habitude prise, elle devra durer toute la vie en toute saison, mais surtout en hiver, pendant lequel ce lavage aura pour effet de rendre la peau peu sensible au froid.

L'enfant doit être savonné de la tête aux pieds, puis épongé d'eau fraîche dans une baignoire ou un baquet, essuyé et frictionné; le lavage, non seulement ne lui est pas pénible, mais, au contraire, lui est agréable. Il m'est arrivé maintes fois de voir en plein hiver des enfants se rouler en riant dans leur baignoire à moitié pleine d'eau froide et en sortir le corps tout fumant par le fait de la vaporisation de l'eau en contact avec leur peau brûlante.

Lorsque l'enfant aura atteint l'époque où il pourra se tirer d'affaire tout seul, époque que la mère doit hâter le plus possible, il n'éprouvera aucune répugnance à continuer ces ablutions, qu'il considérera comme faisant partie de sa toilette du matin. L'appareil connu sous le nom de *bain de pluie* est très commode pour cette ablution, mais il n'est pas à la portée de tout le monde. Au reste, quelques litres d'eau, une éponge et un baquet suffisent pour y suppléer.

Ces lavages quotidiens à l'eau froide, tout en entretenant la propreté de la peau, ont un autre effet très précieux pour la conservation de la santé, celui de mettre l'enfant en état de supporter les changements de température et les intempéries de l'air, sans en être incommodé.

Les enfants habitués dès leur jeune âge aux ablutions d'eau froide seront à l'abri des rhumes, des fluxions de poitrine, etc., bien plus sûrement que ceux qu'une tendresse mal éclairée entoure des soins les plus multipliés pour les empêcher de prendre froid. Pour les premiers, pas de flanelle, pas de cache-nez, pas de surcharge de vêtements, quand ils prennent l'air; ils jouissent de la liberté de leurs mouvements; ils ne craignent ni le chaud, ni le froid, ni le vent, ni la pluie. Ils se fortifient de plus en plus et deviennent de vigoureux jeunes gens, destinés à être des citoyens utiles. Les enfants faibles et maladifs succomberaient si on voulait les élever d'emblée de cette façon; mais la plupart d'entre eux, si on emploie avec prudence et discernement les moyens propres à endurcir le corps, se fortifieront et pourront marcher presque de pair avec les enfants nés robustes.

DES FRICTIONS SÈCHES.

Les ablutions d'eau froide doivent être suivies, après que l'enfant a été essuyé, d'une friction sèche destinée à produire ce qu'on appelle la *réaction*, c'est-à-dire à exciter la circulation cutanée du sang. Comme je l'ai dit dans le premier chapitre, cette friction doit être faite au moyen de la flanelle dans le premier mois, puis avec une serviette un peu rude ou un gant turc. Dès l'âge de deux ans, il est bon de faire cette friction avec un gant tricoté en poil de chèvre, qui sera remplacé plus tard, lorsque la peau sera moins délicate, par un gant de crin.

J'attache à ces frictions sèches une telle importance que je ne saurais trop insister sur l'usage quotidien de ce moyen de propreté.

L'homme a besoin d'être étrillé aussi bien que le cheval. Tout individu qui prend souci de sa santé doit, après l'ablution mentionnée plus haut, s'étriller au moyen d'une paire de gants de crin et d'une lanière de même tissu destinée au dos que les mains ne peuvent atteindre. Cette friction, qui n'exige pas plus de cinq à six minutes, a un triple effet : 1° nettoyer la peau et ouvrir ses pores ; 2° appeler à la peau le sang et le fluide nerveux ; 3° mettre en jeu, au saut du lit, les articulations et les muscles engourdis par le sommeil, au moyen de la gymnastique qu'exige cette friction, si on la fait soi-même. La confier à un autre, c'est se priver d'un des grands avantages attachés à cette pratique. Son efficacité pour entretenir les fonctions de la peau est telle qu'elle peut suffire dans le cas où on serait forcé de se priver des ablutions ; mais il est préférable d'associer ces deux moyens d'entretenir la santé.

De ce que je viens de dire ressort l'importance qu'il y a à faire prendre à l'enfant l'habitude des ablutions et des frictions de manière que, arrivé à faire lui-même sa toilette du matin, il considère ces pratiques comme aussi indispensables que celle d'endosser ses vêtements (1).

DES BAINS FROIDS.

Indépendamment des ablutions d'eau froide, les enfants devront être habitués, si les circonstances le permettent, à prendre des bains de rivière, dans le but surtout de leur apprendre à nager. L'exercice de la natation en eau

(1) Il y a deux sortes de gants de crin : les uns sont des manchons de toile garnis d'une brosse; les autres sont faits avec du crin tricoté. Ces derniers sont préférables, parce que la main garnie de ce gant embrasse mieux les saillies de la surface du corps, et parce qu'une maille rompue est facile à réparer au moyen de quelques crins. J'ai conseillé de faire la friction au moyen d'une paire de gants et non d'un gant unique, afin que la durée de l'opération soit abrégée de moitié. L'objection ou plutôt le prétexte qu'on oppose à cette pratique si salutaire est la perte de temps qu'elle occasionne; au moyen de deux gants on ne sacrifie que cinq ou six minutes à la conservation de sa santé. L'incurie et la paresse peuvent seules expliquer pourquoi cette pratique est négligée par tant de personnes qui en reconnaissent la grande utilité.

courante est peut-être le plus salutaire parmi ceux que prescrit la gymnastique. Puis l'enfant qui sait nager saura se tirer d'affaire s'il tombe à l'eau, et pourra venir en aide à d'autres en danger de se noyer. Il s'agit ici d'une éducation physique et morale précieuse pour l'enfant. Malheureusement, les circonstances s'opposent souvent à l'usage des bains de rivière pour les enfants. A plus forte raison en est-il ainsi pour les bains de mer qui, d'ailleurs, ne conviennent pas à toutes les constitutions. Les bains froids ne doivent donc pas dispenser de l'usage quotidien des ablutions d'eau froide au saut du lit.

DES BAINS TIÈDES ET DES BAINS DE VAPEUR.

L'usage quotidien des ablutions d'eau froide et des frictions sèches étant suffisant pour entretenir la propreté de la peau, il n'est pas indispensable, pour ceux qui ont contracté cette habitude dès leur enfance, de recourir à l'usage des bains tièdes ou des bains de vapeur. Cependant ces bains ayant une action sur la santé, indépendante de la propreté, sont utiles, même pour les habitués de l'eau froide. Quant à ceux qui ne nettoient pas leur peau tous les matins au moyen du savon, de l'eau froide et des frictions sèches, l'usage des bains tièdes ou de vapeur est absolument nécessaire. Les Romains avaient bien reconnu la nécessité des bains tièdes et y avaient largement pourvu ; à Rome, outre les bains publics, au nombre de huit cents sous l'empire, il n'y avait pas de maison un peu riche qui n'eût au moins une chambre de bains, à défaut d'une piscine. Les frais d'un bain dans les établissements publics étaient, sans les accessoires, d'un centime et quart et les enfants ne payaient rien. L'habitude des bains tièdes s'est perdue après l'empire romain. En France, ce n'est guère que depuis trente ans que l'usage des bains tièdes, hors le cas de maladie, a commencé à se répandre. A Paris, en 1851, il se donnait environ un bain par habitant et par année, ce qui prouve qu'à cette époque la classe ouvrière ne se baignait pas. A plus forte raison en était-il de même en province. Le temps n'est pas encore bien éloigné où il n'existait à Paris que deux établissements de bains tièdes et où un bain coûtait six francs.

Depuis lors, les bains publics se sont multipliés à Paris et en province ; la classe ouvrière peut prendre un bain pour quelques sous et les bains à domicile ont été créés. Dans plusieurs de nos grandes usines, on utilise maintenant le calorique qui se perdait, pour chauffer des bains mis à la disposition des ouvriers au prix de dix centimes.

Aux États-Unis et en Angleterre, la classe aisée revient à la manière de faire des Romains : dans les maisons confortablement établies, chaque chambre à coucher a son cabinet de toilette garni d'une baignoire où, à toute heure de la journée, on a de l'eau chaude ou froide à volonté.

A côté de l'usage des bains tièdes, commence à se répandre celui des bains de vapeur et d'air chaud. Dans ces bains, on provoque d'abord une transpiration abondante, puis tout le corps est savonné, brossé et fustigé; la séance se termine par une ablution d'eau froide. Ces bains ont de grands avantages sur les bains simples, et devraient leur être préférés, à moins que des circonstances particulières de santé, de localité, etc., ne s'y opposent. Ces bains, du reste, ne conviennent pas aux jeunes enfants, pour lesquels il faut s'en tenir aux ablutions froides, aux frictions sèches quotidiennes et aux bains tièdes avec savonnage général tous les mois au moins, tous les quinze jours si possible. On profitera du bain tiède pour nettoyer le cuir chevelu au moyen d'un jaune d'œuf délayé dans du rhum ou de l'eau-de-vie. Cette friction sera suivie d'un lavage à l'eau tiède.

DE L'ENTRETIEN DES ONGLES ET DES CHEVEUX.

Les ongles doivent être coupés courts et soigneusement nettoyés chez les enfants. Il faut munir ceux-ci d'un cure-ongles, dès qu'ils sont d'âge à en faire usage; on leur donnera ainsi une habitude de propreté qui a plus de valeur qu'on ne le pense généralement. A moins d'être astreint par un métier à avoir des ongles sales, nul n'est dispensé des soins à leur donner, et on peut, presque à coup sûr, juger de la propreté du corps par l'inspection des ongles.

Quant aux cheveux, je n'hésite pas à dire que la propreté et la santé des enfants exigent que chez les garçons les cheveux soient toujours tenus très courts et que, chez les filles, il en soit de même jusqu'à l'âge de six à sept ans au moins. Je me sens ému de pitié pour les pauvres enfants que la coquetterie maternelle assujettit au supplice des longues chevelures. En sus des ennuis et des souffrances que leur impose leur toilette quotidienne, ces enfants sont plus exposés aux accidents cérébraux que ceux qui ont le privilège d'avoir des mères dont la tendresse est éclairée par un bon jugement. Les exemples ne manquent pas d'enfants chétifs qui ont repris force et santé après avoir été débarrassés de ces appendices dont leur mère s'enorgueillissait. Tenir la tête de leurs enfants fraîche et propre, tel est le double but à atteindre et la règle qu'imposent aux mères le bon sens d'accord avec le véritable amour maternel.

2° DES SOINS A DONNER AU VENTRE.

Un grand nombre de maladies, chez les enfants, ont pour point de départ un embarras d'estomac ou d'entrailles; de là l'importance capitale d'un bon régime pour leur conserver la santé.

Régularité dans les heures des repas; alimentation simple et saine, dans laquelle n'entreront qu'en très petite proportion les friandises, les pâtisseries et les sucreries; se garder d'exciter les enfants à manger en flattant leur gourmandise, ne pas leur permettre de charger leur estomac par une alimentation trop abondante, ni de manger dans l'intervalle de leurs repas, telles sont les règles générales du régime des enfants. Le chocolat, le thé et le café ne doivent pas faire partie habituelle de ce régime et ne doivent leur être accordés que par exception. A moins de motif de santé, l'enfant ne doit boire que de l'eau à ses repas.

Il faut surveiller la liberté du ventre chez l'enfant. En s'y prenant dès les premiers mois de la vie, on peut généralement habituer l'enfant à une grande régularité dans l'accomplissement des fonctions intestinales. Pour cela, il suffit d'asseoir l'enfant sur le vase le matin, toujours à la même heure; au besoin, on provoquera la selle à l'aide d'un lavement d'eau dégourdie. L'introduction de la canule ou d'un petit morceau de suif, sous forme de suppositoire, dans l'anus, suffit souvent pour obtenir l'effet désiré.

3° DES SOINS A DONNER A LA POITRINE.

C'est par les poumons contenus dans la poitrine que l'homme reçoit l'air dont il a un besoin encore plus urgent que des aliments qui le nourrissent. Tandis que l'homme peut continuer à vivre pendant un grand nombre de jours, malgré la privation d'aliments, il meurt au bout d'un temps très court, si ses poumons ne reçoivent pas l'air nécessaire pour vivifier le sang, ou s'ils reçoivent un air empoisonné par son mélange avec certains gaz.

De ces données découle l'importance, pour conserver la santé des enfants, de faciliter l'introduction de l'air dans la poitrine et de leur faire respirer un air aussi pur que possible.

FACILITER L'INTRODUCTION DE L'AIR DANS LA POITRINE.

C'est par le gonflement des poumons que l'air pénètre dans leur intérieur ; or les poumons ne peuvent se gonfler si la poitrine qui les contient ne se dilate pas elle-même. La dilatation de la poitrine se fait, en hauteur, par l'abaissement du diaphragme, muscle plat qui sépare le ventre de la poitrine ; en largeur, par l'élévation des côtes. Si le ventre de l'enfant est comprimé, ou si les côtes sont serrées par les vêtements, sa respiration est nécessairement gênée. Il faut donc vêtir l'enfant de manière que les mouvements du ventre et de la poitrine soient parfaitement libres. Le vêtement devra être large et léger, et on évitera l'usage des corsets et des ceintures serrées, destinés à faire ressortir une jolie taille. Autant et aussi longtemps que possible, il faut que le haut de la poitrine, les bras et les jambes soient découverts et libres de toute gêne dans leurs mouvements.

On doit, dès que l'âge de l'enfant le permet, l'habituer à tous les exercices propres à élargir la poitrine et à développer les muscles qui servent à la dilater. La récitation à haute voix, le chant, les cris même sont utiles en obligeant l'enfant à faire de fortes inspirations. Lorsque les cris, dont une troupe d'enfants accompagne ses jeux, font tinter vos oreilles, prenez votre parti de ce malaise en pensant que cet apprentissage de la voix est salutaire à ces enfants. Il y a des enfants qui, par un vice d'éducation ou de constitution, respirent mal et à qui il faut apprendre, par la pratique, à dilater leur poitrine. S'il est important d'accoutumer les enfants à effacer leurs épaules et à redresser la colonne vertébrale, ce n'est pas seulement en vue d'une bonne tenue, mais aussi et surtout pour faciliter les mouvements de la poitrine dans la respiration. L'usage des instruments à vent en cuivre peut être utile, en forçant celui qui en joue à exercer vigoureusement ses poumons (1).

(1) M. le Dr Burq, célèbre par la découverte de la métallothérapie, ou traitement par les métaux, a démontré, par des

FAIRE RESPIRER A L'ENFANT UN AIR PUR.

Un mot d'abord sur ce qu'il faut entendre par air pur. L'air chimiquement pur ne peut se trouver que dans les laboratoires de chimie. Celui qui nous enveloppe est toujours plus ou moins mélangé de substances qui en altèrent la composition, et qui, à chaque inspiration, pénètrent dans les poumons. Heureusement, ceux-ci sont faits de manière à pouvoir s'approprier la partie de l'air nécessaire pour vivifier le sang et expulser le résidu dans lequel se trouvent les impuretés qui ont pénétré avec l'air dans ces organes. Tant que l'air n'est pas altéré au point de ne plus contenir, en proportions suffisantes, celui de ses éléments (l'oxygène) dont la présence est absolument nécessaire; et, d'autre part, tant qu'il ne renferme aucun de ces gaz vraiment toxiques qui ne

faits nombreux, l'utilité de cet exercice de la poitrine pour empêcher le développement de la phtisie. M. H. Parville a signalé, dans une de ses *Revues scientifiques,* l'importance des fortes et larges inspirations pour la conservation de la santé.

peuvent être respirés sans que l'existence soit aussitôt en danger, la santé peut ne pas souffrir de ces impuretés de l'air. C'est ce qui explique pourquoi les enfants élevés dans les villes, où l'air est toujours plus ou moins vicié, peuvent néanmoins se bien porter, à condition toutefois que certaines précautions soient prises. La première de ces précautions est de faire sortir tous les jours l'enfant de l'appartement qu'il habite et où l'air est toujours plus altéré qu'à l'extérieur et de lui faire faire une promenade au grand air, loin du centre de la ville ; à la campagne, si faire se peut. Les congés du jeudi doivent être utilisés pour ces promenades lointaines. Les deux mois de vacances, passés à la campagne, compensent aussi en partie les inconvénients du séjour à la ville pendant le reste de l'année.

Une autre précaution est d'éviter autant que possible de conduire les enfants dans les réunions nombreuses, où l'air est nécessairement plus ou moins vicié. Ce motif seul, indépendamment de beaucoup d'autres, suffit pour les en éloigner.

D'ailleurs, ces réunions ont habituellement lieu le soir et les enfants doivent être couchés de bonne heure. C'est là une règle qui ne souffre guère d'exception. Jusqu'à l'âge de six ans et même au delà, l'enfant doit être au lit et endormi à huit heures en hiver, à huit heures et demie en été.

Il n'importe pas moins que l'enfant se lève de bon matin. L'air d'une chambre à coucher qui a été close toute la nuit est nécessairement vicié le matin. Il faut soustraire l'enfant à l'action de cet air, en le faisant sortir de la chambre à coucher dès qu'il est habillé. Si ce changement ne peut avoir lieu, il faut y suppléer en renouvelant l'air de la chambre; c'est le matin que l'air libre est le plus pur, même dans les villes, et il faut, autant que possible, en faire profiter l'enfant. Sous ce rapport une promenade matinale lui est très salutaire. Heureux les enfants qui, levés de grand matin, peuvent aller s'ébattre au grand air de la campagne!

Le lever matinal a un autre avantage qui est bien précieux : c'est de combattre, dès les premières années, la disposition à la paresse et de graver dans la tête de l'enfant ce principe que, à part les heures réclamées par le sommeil, la vie de l'homme doit être consacrée à l'activité et au travail. L'enfant, impatient d'abord de quitter son lit pour reprendre ses jeux, sera bien aise plus tard d'employer une partie de son temps à recevoir les petites leçons qui interrompront momentanément ses jeux, et sera déjà habitué au travail lorsque commencera pour lui la vie d'écolier.

Ajoutons enfin que l'enfant qui reste éveillé et désœuvré dans son lit est exposé à contracter de mauvaises habitudes. Ce motif seul suffirait pour justifier la règle du lever matinal (1).

(1) Un relevé statistique des hommes et des femmes qui ont vécu au delà de cent ans a montré que ces individus ont mené des vies très disparates sous le rapport des professions et de la conduite. Ils n'ont eu qu'un trait commun : tous se sont levés de grand matin. Ceux qui se plaisent à faire grasse matinée au lit, après avoir passé une bonne partie de la nuit dans les plaisirs du monde, doivent renoncer à grossir la liste des centenaires.

4° DES SOINS A DONNER A LA TÊTE.

Il ne s'agit pas ici de pénétrer dans le vaste domaine de l'éducation intellectuelle et morale, mais seulement de donner quelques conseils aux mères pour diriger le développement des facultés de leurs enfants, et pour prévenir leur cerveau contre les maladies qui le menacent et dont un si grand nombre d'entre eux sont victimes.

Lorsqu'on pense au travail énorme que doit fournir le cerveau d'un enfant pour que celui-ci parvienne à se rendre compte des impressions que lui apportent ses sens, pour qu'il apprenne à parler et plus tard à lire et à écrire, on comprend la nécessité d'enrayer ce travail et d'éviter tout ce qui pourrait causer une surexcitation cérébrale. Les mères doivent se tenir en garde contre leur désir de voir leurs enfants faire de rapides progrès, qui flattent l'orgueil maternel, mais sont souvent nuisibles au cerveau des enfants. Elles devront aussi avoir égard à la vivacité des impressions de leurs enfants, et leur éviter, autant que possible, des ébranlements brusques du cerveau. C'est en jouant que l'enfant doit apprendre à réfléchir et à s'instruire pendant les premières années, et les jeux doivent être dirigés de manière à atteindre ce but. Le système de Frœbel est à cet égard fort utile, et les mères devraient étudier ce système pour en faire, autant que possible, l'application à l'éducation de leurs enfants. Qu'elles prouvent la vérité de cet aphorisme de Frœbel : *la mère est le génie de la première enfance.* Que leur amour et leur orgueil maternel ne leur fassent jamais oublier le *respect* qu'elles doivent à leurs enfants, et qui consiste à ne pas permettre que ceux-ci entendent des paroles ou voient des actes qui peuvent exciter leur vanité ou fourvoyer leur imagination.

Au reste, la tâche de ménager le cerveau

des enfants sera en grande partie accomplie, si on a réussi à fortifier la santé générale par l'application des règles d'hygiène indiquées plus haut : un enfant vigoureux, qui ne craint ni le chaud, ni le froid, ni l'humidité, ni le sec, sera beaucoup moins exposé aux affections cérébrales que celui qui a été élevé dans du coton.

TROISIÈME PÉRIODE.

DE LA SIXIÈME A LA VINGTIÈME ANNÉE.

Il ne s'agit plus d'un enfant, mais d'un garçon ou d'une fille qui entrent dans la période où ils doivent acquérir les notions et les forces nécessaires pour lutter avec avantage dans le grand combat de la vie, combat qui durera tant que Dieu les laissera sur cette terre.

C'est vers l'âge de six ans environ que le jeune garçon et la jeune fille entrent dans la période de l'instruction proprement dite et fréquentent les écoles et les cours. Le travail du cerveau devient prédominant, et le but de l'hygiène doit être d'empêcher que cette prédominance ne soit préjudiciable à la santé générale. On y parviendra, autant que possible, en insistant plus que jamais sur l'observation des règles d'hygiène indiquées pour la seconde période : ablutions froides, suivies de frictions sèches, exercices de tout genre, gymnastique, natation, patinage, promenades au grand air, lever matinal, coucher de bonne heure et, par conséquent, interdiction presque absolue des veillées, à l'exception de celles que légitiment et réclament les devoirs de famille.

Heureux les jeunes gens et les jeunes filles qui ont le précieux privilège de joindre aux avantages de l'instruction publique ceux de la vie de famille! Si l'éducation publique, si le contact quotidien avec des camarades est nécessaire pour faire des citoyens dignes de ce nom, l'éducation domestique, sous la direction de parents pieux, est le plus grand trésor qui puisse être accordé à un jeune garçon. Élevé dans un tel milieu, il trouvera la force de résister aux tentations de la jeunesse et, en conservant sa santé et sa vigueur, il sera d'autant plus capable de faire de bonnes et solides études qui lui permettront plus tard de se faire sa place au soleil et d'honorer le nom qu'il porte.

Les jeunes garçons moins privilégiés et obligés de demeurer, pour leur instruction, dans un établissement scolaire, sont sans doute exposés à des dangers plus grands que ceux qui jouissent de la vie de famille ; mais, s'ils apportent dans l'école les principes religieux puisés au logis paternel, ils pourront aussi triompher de ces dangers. Quoi qu'on en ait dit, il y a un abîme entre l'homme et la brute ; celle-ci obéit à ses instincts, tandis que l'homme peut distinguer entre le bien et le mal, et, sous l'influence de ses principes religieux et moraux, résister aux penchants physiques, dont la satisfaction, chez le jeune garçon qui s'en rend coupable, le ravale au niveau de l'animal. Ces dictons : « Il faut que jeunesse se passe ; » — « il faut que jeunesse s'amuse, » sont absolument faux ; ils n'ont été inventés que pour excuser la lâcheté des malheureux qui n'ont pas su garder leur dignité d'homme. Grâce à Dieu, de nombreux et consolants exemples prouvent que le jeune homme peut résister à ses passions et qu'il n'y a aucune analogie entre les véritables besoins qui lui sont imposés par la nature : la nourriture, la respiration, le sommeil, et la satisfaction d'un instinct qui cause la ruine du corps et de l'âme de tant de jeunes gens.

A plus forte raison, en dirai-je autant de l'habitude de fumer, qui se généralise de plus en plus même parmi les jeunes garçons fréquentant les établissements scolaires. Au début, ce n'est certainement pas l'attrait du plaisir qui entraîne le jeune garçon à fumer ; il sait assez, par son expérience, les dégoûts et les accidents qu'il subit en commençant. Mais le désir de faire comme ses camarades et de pouvoir poser comme fumeur lui fait surmonter ces inconvénients. Une fois le petit doigt pris dans l'engrenage, le corps y passe tout entier, l'habitude devient pour les uns un besoin factice, pour les autres une passion. La nicotine est installée sur son trône et va continuer paisiblement son œuvre de destruction jusqu'à la mort de sa victime. Sans doute, le danger de l'usage du tabac est fortement atténué chez celui qui en use avec modération, mais il est plus prudent de ne pas s'exposer à ce péril. On a beaucoup écrit pour combattre la funeste habitude de fumer, je crois inutile d'y revenir encore, et je me contente de citer un fait assez frappant pour détourner les jeunes garçons de l'envie de fumer : une statistique portant sur un grand nombre d'années au sujet des élèves sortant de l'École polytechnique a prouvé que les premiers ne fumaient pas, que les suivants fumaient peu, et que les fruits secs fumaient beaucoup. Que les jeunes gens qui ont la noble ambition de se distinguer par leur travail se souviennent qu'en se dérobant à la servitude du tabac, ils augmentent leurs chances de réussir dans leur carrière.

CONSEILS

SUR LES SOINS A DONNER AUX ENFANTS
AU DÉBUT
DE QUELQUES MALADIES AIGUËS.

CONSEILS

SUR LES SOINS A DONNER AUX ENFANTS AU DÉBUT DE QUELQUES MALADIES AIGUËS.

CONSIDÉRATIONS GÉNÉRALES.

Ces conseils, qui sont le fruit d'une expérience acquise par une longue pratique, ont pour but de diriger les mères dans ce qu'elles doivent faire au début des maladies de leurs enfants. Quoique je sois convaincu qu'en suivant ces conseils elles pourront souvent arrêter une indisposition à son début, je serais désolé que ces conseils leur inspirassent une dangereuse sécurité, en leur faisant croire qu'elles peuvent se passer de l'avis du médecin pour leurs enfants malades.

Il s'agit, dans ces directions, de ce qu'il faut faire en attendant l'arrivée du médecin et dans les cas où, celui-ci faisant complètement défaut, la mère est obligée d'agir d'après ses propres lumières.

Comme je l'ai dit dans mes conseils sur l'hygiène de l'enfance, les maladies aiguës des enfants, à l'exception des maladies infectieuses et cutanées, sont en grande partie dues à un dérangement dans les fonctions de la peau ou de la membrane qui tapisse les organes de la digestion et de la respiration.

Qu'est-ce qu'un *coup de froid?* C'est la suppression brusque de la transpiration cutanée, suppression qui peut déterminer l'afflux du sang vers un des organes intérieurs et produire un rhume, un mal de gorge, une pleurésie, une fluxion de poitrine, etc. Qu'est-ce qu'une *indigestion?* C'est un trouble des fonctions de l'estomac causé soit par la trop grande quantité, soit par la mauvaise qualité des aliments introduits dans l'estomac, soit enfin par un désordre profond et subit dans les fonctions du système nerveux ; ce dérangement de l'estomac peut causer l'inflammation d'un des organes renfermés dans le ventre, dans la poitrine ou dans le crâne.

Pour bien des motifs, dans le détail desquels il est inutile d'entrer, il est bien rare qu'un médecin soit appelé dès le début d'une indisposition ; c'est à la personne à qui l'enfant est confié qu'incombe le devoir de lui donner les premiers soins et de juger de la nécessité d'appeler le médecin. Ce devoir n'est pas toujours facile à remplir, car il faut se tenir en garde contre le danger de traiter le petit malade à rebours du bon sens et d'aggraver le mal au lieu de le dissiper.

Il faut, en effet, se souvenir que, dans un grand nombre d'affections aiguës, la maladie n'est qu'un effort de la nature pour rétablir la santé accidentellement dérangée, et que, en troublant cet effort par un remède mal appliqué, on rend le mal plus sérieux. Aussi y a-t-il souvent grand profit pour le petit malade à ce que l'on se contente de le laisser tranquille.

Cette vérité a été de nos jours mise en une lumineuse évidence par l'expérience faite au moyen de l'homéopathie. Les générations futures seront bien surprises de constater que, dans le XIXe siècle, pendant lequel les sciences, les arts et l'instruction générale ont fait de si immenses progrès, il y a eu, dans les classes les plus éclairées, bon nombre de gens assez crédules pour adopter un système de traitement qui, en réalité, consiste à laisser agir la nature. L'homéopathie est en voie de tomber, comme tous les systèmes qui ont successivement envahi le champ de la médecine, mais non sans laisser quelques fruits, dont l'art de guérir fait son profit.

En effet, il est surabondamment prouvé, par les succès de l'homéopathie, que, dans un grand nombre de cas d'affections aiguës, on obtient la guérison en laissant faire la nature. Mais il faut tromper l'impatience des malades et de ceux qui les entourent : or, c'est ce que font les homéopathes en administrant gravement leurs granules (1). Seconder l'œuvre de la nature est donc, dans la grande majorité des cas de maladies aiguës, le but qu'on doit se proposer en soignant les petits malades. Mais il ne faut pas oublier qu'il y a des cas qui exigent un traitement prompt et énergique, et c'est pourquoi il est prudent de faire venir le médecin quand cela est possible.

Voyons maintenant comment il faut mettre ces principes en pratique.

(1) Le Dr Tessier, qui est mort il y a plusieurs années, était médecin de l'hôpital Sainte-Eugénie, hôpital d'enfants, à Paris. Il s'était fourvoyé dans l'homéopathie et traitait ses petits malades d'après ce système. Ses collègues, à l'hôpital, ayant constaté que dans les fluxions de poitrine les décès n'étaient pas plus nombreux dans les salles de Tessier que dans les leurs, conclurent de ce fait que, dans la grande majorité des cas, les fluxions de poitrine, chez les enfants, se guérissent par les seuls efforts de la nature, et se décidèrent à ne plus traiter les malades que par le repos, la diète et l'eau tiède sous forme de tisane. Le résultat fut le même que chez les malades qui prenaient les granules de Tessier, c'est-à-dire la guérison dans le plus grand nombre des cas, à peu près onze fois sur douze.

DES PREMIERS SOINS A DONNER A UN ENFANT AFFECTÉ D'UNE MALADIE AIGUË.

L'enfant est pris d'une simple indisposition passagère, ou bien il est au début d'une maladie plus ou moins sérieuse; mais, quelle que soit la cause qui a troublé sa santé, il y a des soins à donner qui s'appliquent à tous les cas et par lesquels il faut commencer.

DES SOINS HYGIÉNIQUES.

L'enfant malade doit être tenu tranquille, propre et modérément chaud.

Autant que possible, il faut le laisser dans son berceau ou son lit, qui lui conviennent beaucoup mieux que d'être placé sur les bras ou sur les genoux de la personne qui le soigne. On doit éviter le bruit dans la chambre où il est couché et parler à voix basse, dans la supposition que la tête est douloureuse. Lorsque nous sommes indisposés, nous éprouvons le besoin du repos, de la tranquillité et du silence : il faut placer nos enfants malades dans les mêmes conditions. Les mères qui, pour apaiser les plaintes de leur bébé malade, le secouent et chantent d'autant plus fort que celui-ci crie davantage, vont à l'encontre du but qu'elles se proposent.

La propreté est nécesaire, mais il faut se garder de la pousser à l'excès, et ne pas priver l'enfant d'un repos précieux par des lavages ou des changements de linge trop fréquents.

Il en est de même de la chaleur : il faut éviter le froid et les courants d'air, mais il est nécessaire aussi de préserver le petit malade d'une chaleur trop forte produite soit en le couvrant outre mesure, soit en tenant la chambre trop chaude. L'air de celle-ci doit être maintenu aussi pur que possible, et il est bon de se souvenir qu'une chambre fraîche, et même froide, vaut infiniment mieux pour un malade qu'une chambre trop chaude dont l'air est vicié.

DE LA DIÈTE.

Il est rare que la diète absolue soit indiquée chez les enfants malades, mais il faut se garder de les exciter à manger en flattant leur gourmandise. On peut se guider sur la répugnance ou l'appétence des enfants pour des aliments simples, car ils ne partagent pas le préjugé si répandu, parmi les malades plus âgés, qu'il faut se donner des forces pour combattre la maladie. Il est rare qu'une alimentation légère ne soit pas indiquée, si l'enfant ne refuse pas sa soupe ou un morceau de pain. S'il s'agit d'un bébé qui ait encore sa nourrice, il ne faut pas confondre la soif avec la faim : un petit enfant se jettera avec avidité sur le sein, s'il a soif, quoiqu'il n'ait pas faim. On saura à quoi s'en tenir en présentant à l'enfant de l'eau sucrée : s'il l'accepte volontiers, c'est la soif qui domine ; des boissons aqueuses lui conviennent et le sein ne lui sera présenté que rarement.

DES SOINS A DONNER AU VENTRE.

Il est important que l'enfant indisposé ait le ventre libre. S'il n'a pas été récemment à la selle, un des premiers soins à lui donner est de provoquer une garde-robe au moyen d'un lavement d'eau tiède. Si un premier lavement ne produisait pas un effet suffisant, il faudrait en donner immédiatement un second avec de l'eau légèrement salée.

DES SOINS A DONNER AUX PIEDS.

Il est important, dès le début de la maladie, de tenir les pieds de l'enfant chauds et humides, afin d'y attirer le sang. On atteindra ce but au moyen des bains de pieds et de leur enveloppement. Les bains de pieds de savon sont un bon dérivatif qui plaît aux enfants et les calme. On plonge les pieds de l'enfant dans un peu d'eau tiède très chargée de savon et on ajoute graduellement de l'eau chaude, en ayant soin de la verser contre la paroi du vase et en tenant la main dans l'eau pour juger de la température. Par ce procédé, on parvient à faire supporter à l'enfant un bain de pieds très chaud, qui, s'il avait été donné d'emblée à cette température, aurait arraché des cris au petit malade. La durée du bain ne doit pas être de plus de dix minutes. Au sortir de l'eau, on essuie les pieds et on les enveloppe jusqu'au-dessus des chevilles dans une carde de coton, qu'on recouvre de taffetas gommé disposé de manière à former un sac dont l'ouverture entoure les chevilles et maintenu par une cravate. Le coton, qui ne tardera pas à être mouillé par la transpiration, doit être renouvelé toutes les trois heures. On obtient ainsi une dérivation continue vers les pieds. Le bain de pieds peut être répété plusieurs fois dans les vingt-quatre heures. L'enveloppement des pieds est toujours indiqué, qu'il soit ou non précédé du bain de pieds.

DES SOINS ULTÉRIEURS A DONNER A L'ENFANT AFFECTÉ D'UNE MALADIE AIGUË

Il est certain que ces premiers soins ne peuvent qu'être utiles en secondant les efforts de la nature pour rétablir la santé de l'enfant. Ils suffiront dans la plupart des indispositions légères. Aussi, s'il n'y a pas une amélioration marquée dans les vingt-quatre heures, il faudra en conclure qu'il s'agit d'une affection plus sérieuse. Si le médecin fait défaut pour une cause ou pour une autre, que faut-il faire ?

Pour répondre à cette question, nous allons passer en revue les moyens par lesquels on peut soulager les enfants au début de leurs maladies aiguës et souvent arrêter le développement de celles-ci. Il est bien entendu qu'il ne s'agit pas ici des maladies telles que la rougeole, la scarlatine, la variole, etc., qui doivent parcourir certaines phases pour arriver à leur terme.

DES VOMITIFS.

Les maladies aiguës de l'enfance, à l'exception des maladies cutanées et infectieuses, débutant presque toujours par un trouble dans les fonctions de la peau ou de l'estomac, comme je l'ai dit plus haut, il est très important de recourir le plus tôt possible au moyen propre à rétablir ces fonctions. Je n'hésite pas à dire que ce moyen est le vomitif.

S'il s'agit d'une indigestion, l'indication est précise: en vidant l'estomac des aliments et de la bile qui est venue s'y mêler par le fait de l'indigestion, on obtient deux effets également précieux pour le rétablissement de la santé : l'estomac dégagé reprend ses fonctions, qui auraient pu être encore longtemps troublées par la présence de ces matières. Puis on fait cesser subitement l'influence fâcheuse qu'une indigestion peut exercer sur la tête et la poitrine. Que de fois j'ai vu des accidents cérébraux inquiétants disparaître brusquement sous l'influence d'un vomitif, qui mettait fin à une indigestion ignorée jusqu'à ce que les matières rejetées en eussent révélé l'existence (1).

J'en dis autant pour les accidents du côté de la poitrine. Une congestion des poumons qui risque de tourner en fluxion de poitrine peut être dissipée par un vomitif, si la cause première de la maladie de l'enfant est une indigestion.

S'il s'agit d'un *coup de froid*, l'indication du vomitif est la même, parce que, d'une part, la suppression brusque de la transpiration amène un trouble dans les fonctions de l'estomac, et que, de l'autre, l'effet constant du vomitif est de produire une transpiration plus ou moins abondante et par conséquent de rétablir les fonctions de la peau.

(1) Je tiens de Guersant père, le médecin d'enfants le plus occupé en son temps à Paris, le fait suivant : Appelé auprès d'un enfant pris de convulsions, il est arrêté par le concierge qui l'informe que l'enfant vient de mourir. Il monte néanmoins, s'assure que l'enfant donne encore quelques signes de vie, et lui fait avaler à grand'peine une solution d'émétique. L'enfant vomit un quartier de poire et fut sauvé.

Il faut faire vomir les enfants au début du *croup*, des *bronchites*, des *convulsions* et de ces *accès de fièvre* avec abattemement et refus de manger, qui dénotent presque toujours que l'estomac est chargé. Le vomitif ne peut qu'être utile au début de la *rougeole*, de la *scarlatine* et autres maladies de ce genre, en poussant à la peau et surtout en mettant à l'abri, autant que possible, des accidents cérébraux.

Je ne crains pas d'affirmer, d'après les résultats de ma longue pratique, que le vomitif est un précieux moyen de seconder la nature au début des maladies aiguës des enfants et que je n'ai jamais eu à regretter son usage.

Loin de là, j'ai la conviction d'avoir maintes fois dissipé, par le vomitif, des désordres qui paraissaient être le début d'une fièvre bilieuse, muqueuse ou même typhoïde. Il est vrai que beaucoup de bons praticiens ne partagent pas ma confiance dans les vomitifs. Ils craignent les effets du vomitif sur l'estomac et sur le cerveau. Ces craintes me paraissent non seulement chimériques, mais fâcheuses pour les petits malades; ces praticiens enferment *le loup dans la bergerie.*

Je conclus de cet exposé que, en l'absence du médecin, la mère ne doit pas craindre de faire vomir son enfant malade, si, après l'application, pendant vingt-quatre heures, des premiers soins indiqués plus haut, il n'y a pas une amélioration marquée.

Pour les enfants au-dessous de deux ans, il faut employer, comme vomitif, le sirop d'ipécacuana à la dose d'une cuillerée à soupe. Un quart d'heure après, on en donnera une seconde, si la première n'a pas produit d'effet. A la dose de cuillerées à café, comme on l'emploie souvent, ce sirop produit des nausées qui fatiguent et font souffrir inutilement les enfants.

Mais, dès l'âge de deux ans, il faut donner la préférence à l'émétique comme vomitif parce qu'il est plus actif et facile à administrer, à cause de son absence de goût. Beaucoup de médecins craignent de donner l'émétique aux enfants. Je ne puis pas partager cette crainte : j'affirme que je n'ai jamais eu à regretter l'emploi de ce vomitif donné avec les précautions suivantes. On fait fondre 5 centigrammes d'émétique dans cinq cuillerées à soupe d'eau sucrée froide pour un enfant de deux à quatre ans, dans quatre cuillerées à soupe d'eau pour un enfant de cinq à dix ans, et on donne une cuillerée à soupe de cette eau émétisée de quart d'heure en quart d'heure jusqu'à ce qu'il y ait un vomissement. Il est rare qu'on soit obligé de faire prendre la totalité de la solution. On donne alors de l'eau tiède en aussi grande abondance que possible, jusqu'à ce que les envies de vomir aient cessé. Si l'âge de l'enfant s'y prête, il est préférable de délayer la cuillerée d'eau émétisée dans une tasse à café d'eau fraîche sucrée ou non. L'émétique agit souvent alors comme purgatif, en même temps que comme vomitif, et débarrasse plus sûrement le malade.

DES PURGATIFS.

S'il est très important au début des affections aiguës de l'enfance de vider l'estomac par un vomitif, il ne l'est pas moins que l'intestin soit parfaitement libre. Les lavements, dont j'ai signalé l'utilité dans les indispositions légères, ne suffisent plus, si la maladie est plus sérieuse. Il faut vider l'intestin tout entier. Si donc, le lendemain du jour où le vomitif a été administré, l'indisposition persiste et s'il n'y a pas eu de garde-robe, il est presque toujours indiqué d'achever de débarrasser le ventre au moyen d'un purgatif doux. Parmi les nombreux purgatifs en usage, j'ai donné la préférence, pour les enfants, à l'huile de ricin et au calomel. Une cuillerée à café d'huile de ricin, administrée pure à un enfant de moins d'un an, est facilement avalée et purge très bien. A un âge plus avancé, on portera la dose à une cuillerée à dessert, ou même à une cuillerée à soupe, et on la fera prendre dans un peu de bouillon, dégraissé à froid, et puis chauffé. Il faut avoir soin de ne donner à boire à l'enfant qu'une heure au moins après l'ingestion de l'huile. Une infusion de tilleul ou de l'eau sucrée tiède seront données quand l'huile commencera à opérer.

Si l'enfant se refuse à prendre l'huile mêlée au bouillon, on le purgera suffisamment avec une poudre composée de 5 centigrammes de calomel et de 10 centigrammes de scammonée. Cette poudre ne se fondant pas dans l'eau, risquerait de rester dans la cuiller, si on l'administrait dans une cuillerée d'eau sucrée ou de lait; on fera bien de l'incorporer dans du miel ou du sirop de gomme. Cette poudre n'ayant pas de goût est facilement acceptée par l'enfant. Chez les enfants de cinq à six ans, on remplacera la scammonée par la résine de scammonée à la même dose, ce qui constituera un purgatif un peu plus actif. Il n'est pas nécessaire d'attendre l'effet de la médecine pour donner des aliments à l'enfant, si celui-ci en manifeste le désir. Il peut manger une demi-heure après avoir pris la poudre. Je n'ai jamais dépassé la dose de calomel indiquée plus haut et m'en suis bien trouvé.

DES CATAPLASMES.

L'application d'un cataplasme sur le ventre, si l'enfant paraît souffrir de cette partie du corps, ou sur la poitrine, s'il tousse beaucoup, produit souvent un soulagement marqué. Si cette application doit être continuée plusieurs jours, il faut employer, pour le cataplasme, la fécule de pomme de terre de préférence à la farine de graine de lin, qui détermine assez rapidement une éruption cutanée avec démangeaisons pénibles pour les enfants. La fécule doit être humectée avec de l'eau froide; on verse sur cette bouillie de l'eau bouillante en remuant vivement, et on obtient une gelée semblable à l'empois, qu'on laisse refroidir à la température convenable et qu'on étend sur un linge : on applique sur la surface qui doit être en contact avec la peau un morceau de gaze à cataplasme. Le cataplasme doit être recouvert avec du taffetas gommé ou de la gutta-percha laminée, et maintenu par une serviette pliée en forme de large bande. Il doit être renouvelé toutes les quatre heures environ.

DES SINAPISMES.

Il faut être très prudent dans l'emploi des sinapismes chez les enfants : trop longtemps appliqués, ils produisent une douleur plus agaçante que celle des vésicatoires et peuvent déterminer la formation d'ulcères dont la guérison est très lente. Des sinapismes appliqués pendant le trouble occasionné par les convulsions d'un enfant et *oubliés* ont pu déterminer des accidents mortels.

On peut cependant obtenir, par les sinapismes, un bon effet dérivatif et nullement dangereux, en s'y prenant de la manière suivante : un sinapisme long de trois doigts et large de deux doigts est appliqué à la face interne d'une cuisse et maintenu pendant cinq à huit minutes suivant l'âge de l'enfant, puis porté successivement sur l'autre cuisse, sur les deux jambes et sur le dos des deux pieds.

On obtient ainsi une irritation légère de la peau sans douleur notable.

Il faut avoir soin de laver exactement la place où le sinapisme a séjourné pour enlever les parcelles de moutarde qui auraient pu rester adhérentes à la peau. Il ne faut jamais appliquer un sinapisme à la plante du pied, soit à cause de la trop grande sensibilité de la peau de cette région, soit parce que, si la moutarde déterminait des ampoules, l'enfant pourrait être longtemps privé de l'usage de son pied.

On a substitué, depuis quelques années, à la farine de moutarde délayée dans l'eau des papiers auxquels adhère la farine et qui sont d'un usage plus facile que les cataplasmes de moutarde. La farine de moutarde doit d'abord être humectée d'eau froide pour être active.

DES VÉSICATOIRES VOLANTS.

L'intervention du médecin est nécessaire pour juger de l'utilité de leur emploi, et je devrais les passer sous silence dans cet examen des moyens dont dispose la mère pour soulager son enfant en l'absence du médecin. Je crois utile, néanmoins, d'indiquer ici la meilleure manière de s'en servir.

Un vésicatoire bien préparé ne doit pas, chez un enfant, rester appliqué plus de cinq heures. Si alors l'ampoule n'est pas formée, on remplace l'emplâtre par un cataplasme de farine de graine de lin sous lequel l'ampoule se formera sans douleur au bout de deux ou trois heures ; on perce cette ampoule au moyen de coups de ciseaux et on laisse l'épiderme en place. Après avoir absorbé la sérosité par la pression légère d'un linge fin, on applique un morceau de sparadrap diachylon assez grand pour dépasser largement la limite du vésicatoire. Une compresse et une bande complètent ce pansement, qui ne doit plus être touché jusqu'à la guérison. Celle-ci a lieu au bout de deux ou trois jours. A défaut de sparadrap, on peut panser le vésicatoire avec une carde épaisse de coton, qu'on laisse en place comme le sparadrap jusqu'à ce que la peau soit guérie.

Tels sont les divers moyens dont, à l'exception des vésicatoires, la mère peut disposer pour soigner son enfant malade, en attendant l'arrivée du médecin. Pour faciliter cette tâche, je crois devoir passer en revue quelques-unes des maladies aiguës de l'enfance, au point de vue des premiers soins à donner. Je terminerai ces conseils par quelques indications pharmaceutiques.

NOTE

SUR QUELQUES MALADIES AIGUES DE L'ENFANCE.

Du faux Croup.

Il arrive souvent qu'un enfant, après s'être endormi le soir avec un léger rhume de cerveau ou même bien portant en apparence, se réveille dans la nuit avec une toux sonore dite croupale et un peu de gêne dans la respiration. En examinant la gorge, on ne trouve pas sur les amygdales ces taches grises qui sont souvent le signe du début du croup (1).

Cette affection, qu'on confond habituelle-

(1) A propos de cet examen de la gorge, encore un conseil : Il est bon d'habituer les enfants bien portants à cet examen; ils s'y prêteront de bonne grâce quand ils seront malades, et on pourra ainsi éviter l'emploi de la violence nécessaire pour faire ouvrir la bouche aux enfants récalcitrants.

ment dans le monde avec le croup, n'est qu'un rhume débutant par le larynx; elle est loin d'avoir la gravité du croup. Ce rhume du larynx n'en doit pas moins être traité sérieusement, à cause de la difficulté de respirer qui en résulte.

Le vomitif doit être administré, dès le début, suivant la règle indiquée, et l'on enveloppera les pieds. A ces soins on ajoutera ceux qu'on donne habituellement pour un rhume. La toux sonore peut persister plusieurs jours; il n'y a pas lieu de s'en inquiéter. Il y a des enfants chez lesquels les rhumes débutent toujours par le faux croup. La confusion signalée plus haut explique comment, dans ces cas, des mères affirment que tel de leurs enfants a eu plusieurs fois le croup.

Du Croup ou Angine couenneuse.

Cette affreuse maladie ne débute pas brusquement. L'enfant paraît enrhumé, et ce rhume l'abat plus qu'un rhume ordinaire. Le plus souvent, il est gêné pour avaler, et, en examinant la gorge, on constate que les amygdales sont gonflées et parsemées de taches grisâtres. C'est le début des fausses membranes, qui, en s'étendant, envahissent la gorge, les fosses nasales, le larynx et la trachée, et peuvent déterminer la suffocation.

La voix n'est pas altérée au début et la toux n'est pas éclatante comme dans le faux croup. Lorsque les fausses membranes ont envahi le larynx, les principaux symptômes sont : les accès de suffocation, l'enrouement, le sifflement de la respiration dans l'intervalle des accès de suffocation, et *l'absence de son* lorsque l'enfant parle ou tousse.

Le traitement doit être énergique et immédiat. Sans attendre le médecin, il faut faire vomir l'enfant au moyen de l'émétique, quel que soit l'âge de l'enfant; envelopper ses pieds comme il a été dit; enfin lui faire respirer des vapeurs émollientes, en mettant auprès de son lit, au niveau de la tête, sous le rideau, une grande terrine remplie d'une forte décoction de fleurs de mauves et de violettes. A défaut de cette décoction, on se contentera d'eau chaude. Il ne faut pas appliquer des sangsues dans cette maladie. La présence du médecin est urgente.

Des Convulsions.

Il faut faire vomir l'enfant au moyen de l'émétique, dès le début de la maladie. S'il n'y avait pas de selles, on donnerait, après le vomitif, un lavement d'eau légèrement salée. On appliquera sur la tête des compresses trempées dans l'eau froide et renouvelées toutes les cinq minutes; on enveloppera les pieds comme il a été dit, et on fera respirer à l'enfant un air frais. On peut aussi, si le médecin tarde à venir et si les convulsions se prolongent, donner à l'enfant un bain tiède pendant lequel on fera sur la tête des ablutions d'eau fraîche. On promènera, à la sortie du bain, un ou deux sinapismes sur les membres inférieurs en observant la règle indiquée plus haut pour l'emploi de ce rubéfiant. Si, malgré ce traitement, les convulsions ne se calment pas et si le secours d'un médecin fait défaut, il ne faut pas hésiter à faire prendre à l'enfant du calomel mêlé à du sucre en poudre et divisé en petites doses qui seront administrées de demi-heure en demi-heure, dans une cuillerée à café d'eau sucrée. Pour un enfant d'un an ou au-dessous de cet âge, la dose de calomel sera de 1 centigramme. De un à trois ans, on donnera 2 centigrammes, et de trois à cinq ans et au-dessus 3 centigrammes de calomel par dose. On cessera l'usage du calomel, quand même les convulsions persisteraient, lorsque l'enfant aura pris dix ou douze de ces poudres. Il va sans dire, que si le calme se rétablissait pendant l'usage de ces poudres, on ne continuerait pas à les administrer.

L'intervention du médecin est nécessaire pour la continuation du traitement, même dans le cas où les convulsions auraient disparu.

De quelques maladies aiguës caractérisées par la toux.

Indépendamment du croup et du faux croup, il y a d'autres maladies aiguës dont le symptôme principal est la toux. Les enfants toussent quand ils sont affectés de rhume, de bronchite simple ou capillaire, de fluxion de poitrine ou de pleurésie. La mère ne peut pas, lorsque son enfant tousse, savoir de quelle maladie celui-ci est affecté ; mais elle peut, dans la grande majorité des cas, apprécier la gravité de la maladie d'après l'état général du petit malade.

Si l'enfant a la respiration courte, s'il est accablé, s'il a la peau chaude et sèche, si la toux paraît le fatiguer, il faudra en conclure qu'il ne s'agit pas d'un rhume simple et léger, mais d'un mal plus sérieux et, sans attendre l'arrivée du médecin, il ne faut pas hésiter à faire vomir l'enfant au moyen du sirop d'ipécacuana si le malade n'a pas deux ans, au moyen de l'émétique s'il est plus âgé. Les bains de pieds d'eau de savon, l'enveloppement des pieds sont aussi indiqués. On donnera pour boisson une infusion de mauve ou autre plante de ce genre, de l'eau sucrée ou même de l'eau pure à peine dégourdie, si l'enfant refuse les autres boissons. Si le vomitif n'a pas amené de selles, on donnera, le lendemain, un purgatif doux. Une alimentation légère est indiquée si le malade a envie de manger. Ce sera au médecin qu'il appartiendra de décider si un second vomitif est nécessaire, s'il faut ajouter l'alcool à la boisson, s'il faut appliquer un vésicatoire volant, etc. Il est reconnu que l'application des sangsues n'est pas indiquée dans ces maladies.

De l'Embarras gastrique.

Les enfants sont sujets à avoir tout à coup, sans cause appréciable, de l'abattement, du dégoût pour les aliments, la peau chaude, un peu de fréquence du pouls, l'haleine mauvaise et la langue un peu chargée à la base. Cet état tient le plus souvent à un embarras de l'estomac et des intestins. Sous l'influence de la diète et du repos, il peut se dissiper en un jour. Mais, s'il persiste au bout de 12 à 15 heures, il faut avoir recours au vomitif. — Le lendemain, on donnera un purgatif, s'il n'y a pas eu une amélioration marquée sous l'influence du vomitif et si celui-ci n'a pas amené des selles abondantes. Si la pression sur le ventre est douloureuse, on le couvrira d'un cataplasme. Le médecin indiquera ce qu'il faut faire ultérieurement, si le mal persiste.

De la Diarrhée.

La diarrhée modérée et sans fortes coliques, chez un enfant, tient le plus souvent à un embarras de l'intestin et doit être considérée comme un effort de la nature pour rétablir les fonctions du tube digestif. Bien loin de tâcher d'arrêter ce cours du ventre, il faut le favoriser en donnant à l'enfant de l'huile de ricin à la dose indiquée plus haut. En même temps, on enveloppera le ventre et les reins avec une bande de flanelle assez large pour s'étendre du creux de l'estomac au bas du ventre, et assez longue pour faire deux fois le tour du corps. Elle sera médiocrement serrée. Il arrive très souvent que, lorsque l'intestin a été nettoyé par la purgation, la diarrhée cesse. Si l'enfant souffre du ventre, il convient d'y appliquer un large cataplasme ; on pourra, si les coliques sont fortes, faire tomber sur la peau du ventre une dizaine de gouttes de laudanum de Sydenham, avant d'appliquer le cataplasme, qui sera recouvert de taffetas gommé et maintenu par la bande de flanelle.

Si malgré ces soins la diarrhée persistait, ce serait alors le cas de recourir aux moyens habituellement employés pour la combattre et qui sont assez connus pour qu'il soit inutile de les indiquer ici. Je crois cependant devoir signaler les bons effets obtenus par l'usage des gouttes dont on trouvera la formule à la fin de ces conseils. Cette préparation a été fort utile à beaucoup de malades pendant les épidémies de choléra, en 1849 et 1854, à Paris.

Cette persistance pouvant tenir à ce que l'enfant est au début d'une maladie plus grave qu'on ne le croyait (inflammation d'intestins, dyssenterie, etc.), l'intervention du médecin est nécessaire.

INDICATIONS PHARMACEUTIQUES.

Une mère de famille prévoyante doit avoir, sous clef, un certain nombre de médicaments et d'objets propres au traitement des maladies de l'enfance, soit pour les premiers soins à donner elle-même, soit pour être mis à la disposition du médecin. Cette précaution est indispensable, si la demeure du pharmacien est éloignée. Elle peut rendre de grands services même dans les localités où la pharmacie est à proximité.

Contenu de l'armoire à pharmacie d'une mère de famille.

1° Émétique, 10 poudres de 5 centigrammes.

2° Calomel (*a*), 12 poudres contenant 1 centigramme de calomel et 5 centigrammes de sucre.

(*b*) 12 poudres contenant 2 centigrammes de calomel et 5 centigrammes de sucre.

(*c*) 10 poudres contenant 5 centigrammes de calomel et 10 centigrammes de scammonée.

(*d*) 10 poudres contenant 5 centigrammes de calomel et 10 centigrammes de résine de scammonée.

3° Sirop d'ipécacuana, 30 grammes.

Ce sirop ayant l'inconvénient de s'altérer promptement, il serait prudent, si on habite loin d'une pharmacie, de le remplacer par des paquets de 80 centigrammes de poudre d'ipécacuana. Une de ces poudres, délayée dans une cuillerée à soupe de sirop de gomme ou de miel, représente une cuillerée à soupe de sirop.

	Grammes.
4° Laudanum de Sydenham	30
5° Éther sulfurique rectifié.	100
6° Sous-nitrate de bismuth.	50
7° Eau de fleurs d'oranger	100
8° Eau de fenouil	50

	Grammes.
9° Teinture d'iode	50
10° Iodure de potassium.	50
11° Tanin	50
12° Huile de ricin.	30
13° Sulfate de soude.	200
14° Sulfate de magnésie.	200
15° Magnésie calcinée lourde	100
16° Fleurs de mauve.	50
17° Fleurs de violettes.	50
18° Racines de guimauve	50
19° Gomme arabique	100
20° Fécule de pomme de terre	100

21° Taffetas gommé, 1 mètre.

22° Taffetas d'Angleterre, dit taffetas Dubois, qui se trouve à la pharmacie Collas, 8, rue Dauphine, à Paris.

23° Sinapismes Rigollot.

24° Coton en cardes, compresses, bandes en toile et en flanelle, charpie.

25° Sparadrap diachylon à la glu de Beslier, 40, rue des Blancs-Manteaux, Paris, 1 rouleau.

Il est important que chaque poudre porte une étiquette indiquant le contenu du paquet et que les médicaments susceptibles de s'altérer soient renouvelés au bout d'un temps qui varie selon les médicaments; c'est le cas des nos 3, 9, 12, 16, 17.

Le taffetas gommé peut être utilisé de nouveau si, après s'en être servi, on a soin de le bien nettoyer et sécher, puis de le saupoudrer avec de la poudre d'amidon ou de fécule.

Le taffetas Dubois a cet avantage sur le taffetas d'Angleterre ordinaire d'être préparé avec de la colle de poisson sur du taffetas solide et, en conséquence, d'être parfaitement adhésif.

QUELQUES FORMULES.

Je crois utile de terminer ces conseils par l'indication de quelques formules faciles à exécuter et dont la connaissance peut être précieuse pour les mères.

SIROP DE GOMME.

	Grammes.
Gomme arabique concassée	30
Sucre candi ou sucre blanc.	60

6 cuillerées à soupe d'eau.

1 cuillerée à soupe d'eau de fleurs d'oranger.

Laisser fondre à froid.

A donner par cuillérées à café pour calmer la toux. A mettre dans la tisane. Ce sirop ne se conserve pas au delà de quelques jours.

POTION DESTINÉE A CALMER LES COLIQUES DES PETITS ENFANTS.

Huile de ricin, 1 cuillerée à café ;

Jaune d'œuf, 1 cuillerée à café.

Suspendre l'huile dans le jaune d'œuf et ajouter :

Eau de fenouil, 3 cuillerées à soupe.

Eau de fleur d'oranger, 1 cuillerée à café. Sucrer avec du sucre ou mieux avec du sirop de gomme.

A donner par cuillerées à café aux enfants à la mamelle au moment de teter, par cuillerées à dessert aux enfants de un à deux ans, lorsque les selles sont vertes et accompagnées de douleurs.

Cette potion s'altère au bout de deux jours. Elle se conserverait plus longtemps en substituant au jaune d'œuf de la gomme adragante en quantité suffisante pour absorber l'huile de ricin.

POTION CALMANTE.

Laudanum de Sydenham, 4 gouttes ;
Eau sucrée, 4 cuillerées à soupe ;
Eau de fleurs d'oranger, 1 cuillerée à café.

Cette potion, utile à la dose d'une cuillerée à café toutes les deux heures pour calmer les accès de toux, ne doit pas être donnée sans l'autorisation du médecin.

AUTRE POTION UTILE POUR LA GUÉRISON DES BRONCHITES ET DES FLUXIONS DE POITRINE.

	Grammes.
Eau distillée de cerises noires. . . .	90
Eau de fleurs d'oranger	20
Eau de laurier-cerise	4
Teinture d'aconit	4
Alcool à 40°	15
Sirop de gomme.	40

Si le pharmacien n'a pas l'eau distillée de cerises noires, on la remplacera par l'eau de tilleul. La proportion d'alcool variera suivant les cas. Il en est de même de la dose à faire prendre et de la fréquence de ces doses. Cette potion, qui est très efficace, ne doit être donnée que sous la direction du médecin.

VIN IODO-TANNIQUE.

		Grammes.
Vin de Bordeaux.		1.000
Tanin		3
Iodure de potassium.	de chaque. .	6
Teinture d'iode. . .		

Une cuillerée à café chez les enfants de deux à cinq ans, à dessert et même à soupe chez les enfants plus âgés, dans une gorgée de vin ou d'eau sucrée, deux fois par jour au moment de manger.

Ce vin, très utile pour fortifier les enfants, leur donner de l'appétit et combattre la scrofule, peut remplacer avantageusement l'huile de foie de morue.

VIN DE QUINQUINA AU BOBDEAUX.

Mettez dans un verre 50 grammes de quinquina jaune en poudre et versez sur la poudre la quantité d'alcool à 40°, nécessaire pour bien l'humecter. Au bout de deux jours, versez cette bouillie dans une bouteille de litre et remplissez cette bouteille avec du bon vin de Bordeaux ; agitez la bouteille une ou deux fois par jour. Au bout de huit jours, filtrez au papier et ajoutez la quantité nécessaire de vin pour avoir un plein litre de vin de quinquina.

S'il y avait urgence, on pourrait filtrer au bout de deux jours. Le vin serait moins chargé de quinquina.

La dose est d'un verre à eau-de-vie deux fois par jour, un quart d'heure avant le repas.

GOUTTES DE FRANCESCHI CONTRE LA DIARRHÉE.

	Gr. c.
Alcoolature d'aconit.	3
Teinture d'opium, formule de Dorvault.	1 50
Aloès	1

5 gouttes pour un enfant, 10 à 15 pour un adulte dans une petite tasse d'infusion de thé ou de camomille; à renouveler toutes les deux heures, si la diarrhée persiste.

TABLE DES MATIÈRES.

FIN

Paris. — Imp. Vve P. LAROUSSE et Cie, rue Montparnasse, 19.

Ouvrages recommandés

L'ÉDUCATION DE L'HOMME, par FRÉDÉRIC FRŒBEL. Traduit de l'allemand, par la baronne de CROMBRUGGHE. Deuxième édition, avec le portrait de l'auteur. 1 vol. in-8°.. 8 fr.

ÉDUCATION NOUVELLE. — MANUEL PRATIQUE DES JARDINS D'ENFANTS, de FRÉDÉRIC FRŒBEL, à l'usage des institutrices et des mères de famille; composé sur les documents allemands, par J.-F. JACOBS, directeur d'Ecoles communales, avec une introduction de Mme la baronne de MARENHOLTZ. Quatrième édition, revue et augmentée. 1 vol. petit in-4° avec 88 planches de dessin et un supplément musical................... 12 fr.

MÉTHODE FRŒBEL. — LE JARDIN D'ENFANTS. *Devoirs et occupations à l'usage des mères de famille, des salles d'asile et des écoles primaires*, par HERMANN GOLDAMMER, avec une introduction de Mme la baronne de MARENHOLTZ-BULOW; ouvrage traduit de la troisième édition allemande, par LOUIS FOURNIER. 1 vol. in-8° avec 120 planches.............................. 14 fr.

L'ÉDUCATION PHYSIQUE DES GARÇONS, ou avis aux familles et aux instituteurs sur l'art de diriger leur santé et leur développement, par le docteur J.-B. FONSSAGRIVES. 1 vol. in-12............................ 3 fr. 50

L'ÉDUCATION PHYSIQUE DES JEUNES FILLES, ou avis aux mères et aux institutrices sur l'art de diriger leur santé et leur développement, par le docteur J.-B. FONSSAGRIVES. 1 vol. in-12............................ 3 fr. 50

ENTRETIENS FAMILIERS SUR L'HYGIÈNE, par le docteur J.-B FONSSAGRIVES. 1 vol. in-12.. 3 fr. 50

LA MAISON. Étude d'hygiène et de bien-être domestique, par le docteur J.-B. FONSSAGRIVES. 1 vol. in-12.................................. 3 fr. 50

DU ROLE DES MÈRES DANS LES MALADIES DES ENFANTS, ou ce qu'elles doivent savoir pour seconder le médecin, par le docteur J.-B. FONSSAGRIVES. 1 vol. in-12.. 3 fr. 50

NOUVEAU LIVRE DES MÈRES, ou l'instruction éducative de la première enfance, par ROGER DE GUIMPS. 1 vol. in-12............................ 2 fr. 75

L'ÉCOLE PRIMAIRE. Cahiers de pédagogie d'après les principes de Pestalozzi, par JULES PAROZ, directeur d'École normale. 1 vol. in-8°......... 2 fr. 50

LEÇONS DE CHOSES. Enseignement basé sur l'étude d'objets divers et propre à inculquer des notions utiles, à développer l'intelligence et à former le langage parlé et écrit, par JULES PAROZ, directeur d'École normale. Quatrième édition. 1 vol. in-12.. 2 fr.

Paris. — Imp. Vve P. LAROUSSE et Cie, rue Montparnasse, 19.

www.ingramcontent.com/pod-product-compliance
Ingram Content Group UK Ltd.
Pitfield, Milton Keynes, MK11 3LW, UK
UKHW021100200726
13857UKWH00003B/1035